Kowsky

Mama-Power

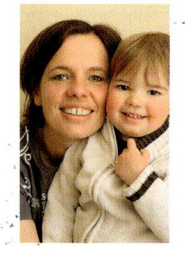

Angela Kowsky ist Beckenbodentrainerin und seit 1999 Gymnastiklehrerin und Dipl.-Sportwissenschaftlerin. Nach der Geburt Ihres Sohnes wurde Sie, trotz guter Vorbereitung, vom Alltag junger Mütter eingeholt: wenig Zeit für sich und Erholung eigentlich nur bei Spaziergängen. So entwickelte sie ein Rückbildungsprogramm, welches sich ideal in das Leben von jungen Müttern integrieren lässt und ihnen Kraft und neue Energie gibt.

Angela Kowsky

Mama-Power

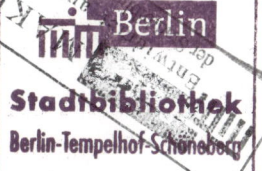

Fit mit dem Kinderwagen –
Die etwas andere Rückbildung

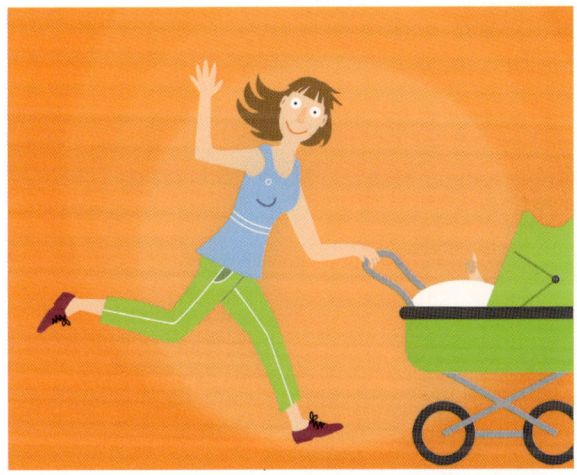

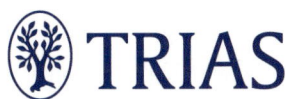

TRIAS

SPECIALS

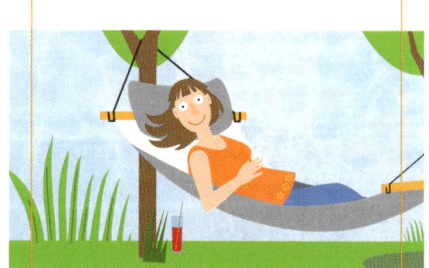

Kleine Navigationshilfe

Schmerzt Ihre Dammnaht oder der Rücken? Lesen Sie im Kapitel „Mama-Power bei Beschwerden" was hilft. Wo genau liegt eigentlich das Steißbein? Im Abschnitt „Die wunderbare Welt des Beckenbodens" finden Sie die Antwort. Mit dem Special „Motivationshilfen" können Sie den inneren Schweinhund überwinden. Bei den „Beckenboden-Basics" bekommen Sie eine andere Wahrnehmung für Ihren Körper.

Ob mit dem Kinderwagen unterwegs oder zu Hause, staunen Sie, wie einfach Sie wieder fit werden können. In „Der Alltag ist die Übung" erfahren Sie, wie Sie sich das Leben leichter machen können. Zum Schluss ist Zeit für „Entspannung und Erfrischung".

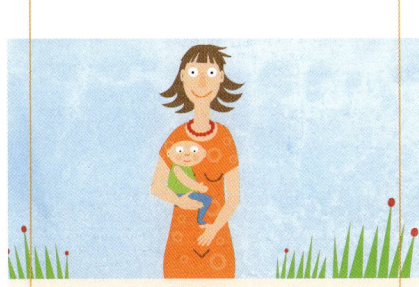

Die Übungen geben Ihnen Kraft und Energie. Genießen Sie es, etwas für Ihren Körper und für sich zu tun.

Ein paar Kostproben für Sie:

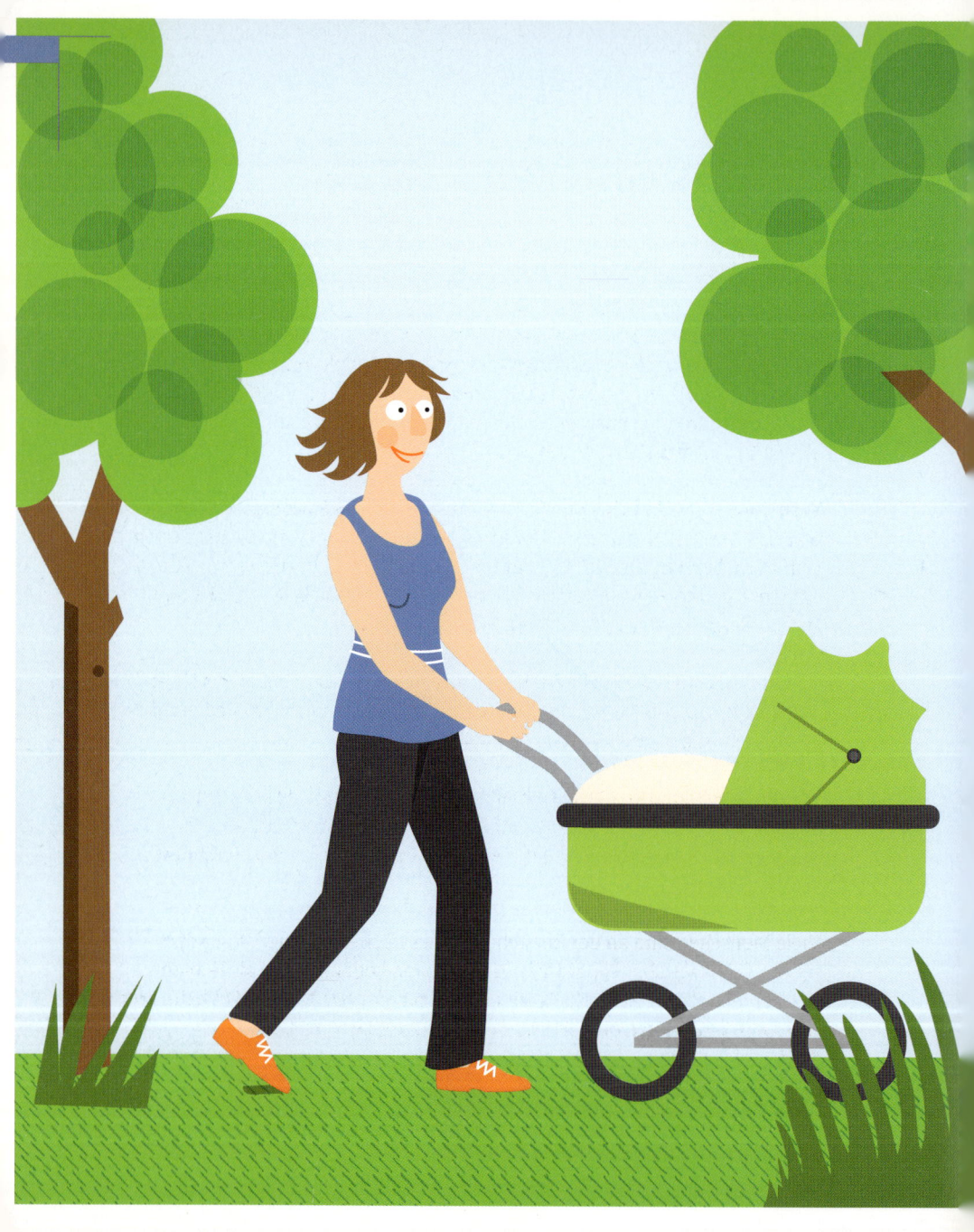

Liebe Leserinnen,

ich weiß nicht, wie es bei Ihnen war, aber ich konnte mir vor der Geburt meines Sohnes nur schwer vorstellen, wie fremd sich mein Körper nach der Geburt anfühlen und wie schwierig es sein würde, Zeit für mich zu finden. Denn wir stecken wohl in kein Projekt unseres Lebens so viel Energie, Zeit und Liebe wie in die Betreuung unserer Kinder. Und das ist auch gut so! Doch unsere eignen Bedürfnisse sind auch noch da.

Deshalb war es sehr erleichternd, als unsere täglichen Spaziergänge mehr und mehr zu einer neuen Kraftquelle für mich wurden. Mein Sohn schlief und so konnte ich Übungen entwickeln, um meinen Körper zu straffen und mich wieder mehr in ihm zu Hause zu fühlen. Gleichzeitig entwickelte sich die Idee, auch anderen Müttern diese Möglichkeit zu eröffnen.

Sie haben mit diesem Buch die Chance, trotz der wenigen Zeit etwas für sich selbst zu tun, damit Sie mit viel Energie und Selbstvertrauen Ihr neues aufregendes Leben genießen können.

Ich wünsche Ihnen viel Spaß mit dem Ratgeber, beim Schmökern und Erkunden und will Ihnen hier schon mal ein großes Lob aussprechen. Denn Sie möchten da, wo es sich nicht gut anfühlt in Ihrem Leben, etwas verändern. Und das lohnt sich!

Viele Menschen sind an der Entstehung eines Buches beteiligt. Besonders möchte ich mich aber bei Martina Henkelmann bedanken, die als Hebamme und Ethnologin die Arbeit zu Mama-Power betreut hat. Und bei Wilhelm Mertens, meinem Taijiquan-Lehrer, dem dieses Buch, aber auch mein Leben, viel Reichtum verdankt.

Hamburg, im August 2010 Angela Kowsky

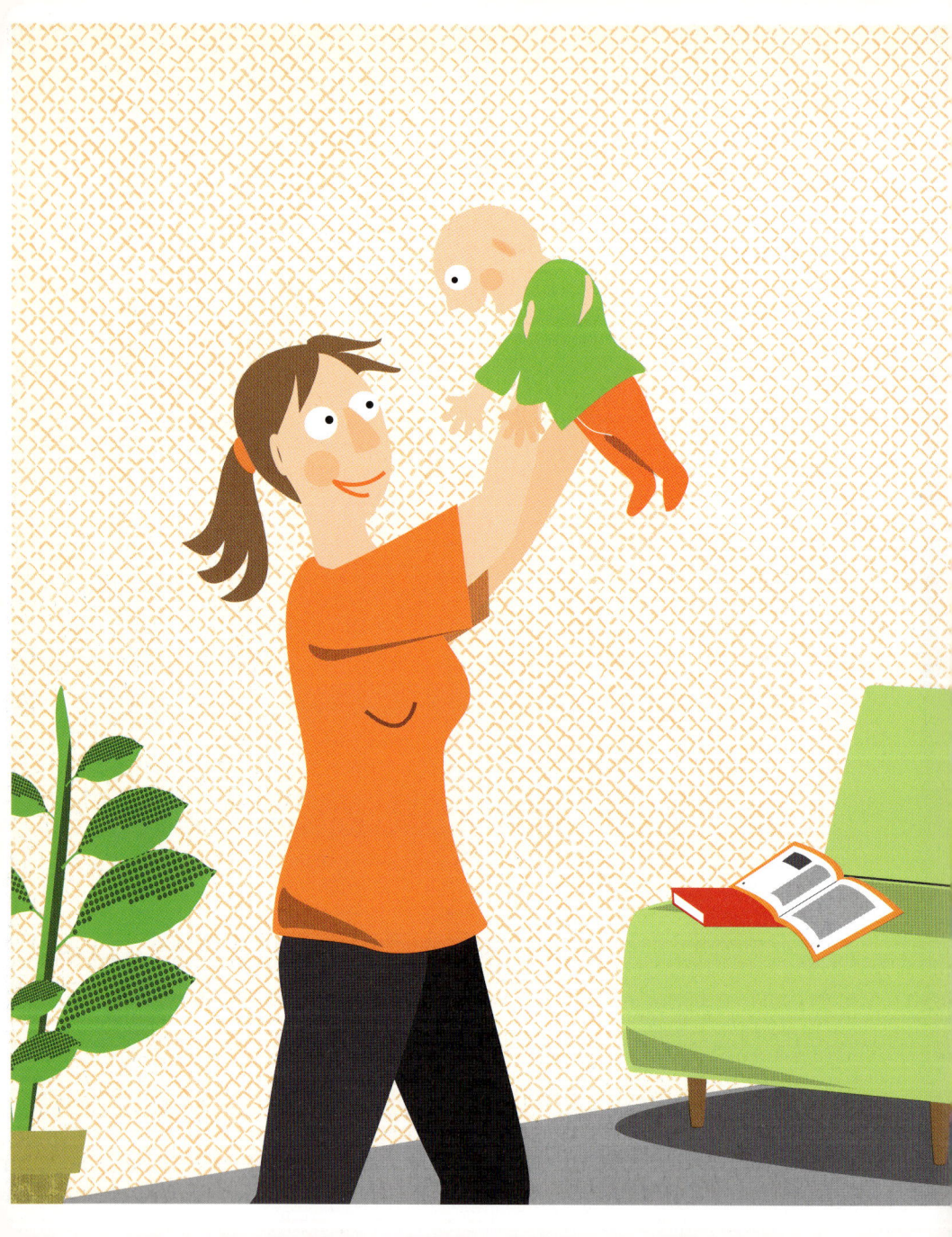

Alles Wichtige rund um Mama-Power

Hier finden Sie Antworten auf Fragen wie: Was ist Mama-Power überhaupt, wie wirkt es und was mache ich bei bestimmten Beschwerden? Außerdem lernen Sie Ihren Beckenboden – Ihr Kraftzentrum – besser kennen.

Ich möchte so werden, wie ich war

Wahrscheinlich hat sich Ihr „neues" Leben inzwischen etwas eingespielt und neben dem Gefühl von Glück und Dankbarkeit über den Familienzuwachs entsteht oft auch der Wunsch, sich im eigenen Körper wieder zu Hause zu fühlen. Doch das ist gar nicht so einfach, denn selten hat der Körper sich so fremd angefühlt.

Mutter zu werden ist wirklich eine extreme Erfahrung. Erst wächst der Bauch wie verrückt, bis man kaum noch Platz zum Atmen hat. Aber man weiß ja, warum das so ist, und freut sich über das heranwachsende Leben. Dann, von einem Tag zum anderen, ist der Bauch plötzlich leer, völlig schwabbelig, zudem wund und verletzt – recht wenig lädt noch zum Liebkosen ein. Ich fühlte mich nach der Entbindung, als würde mein Körper in einer großen, leeren Hülle stecken – und mit so einem Körpergefühl gilt es dann, ein ganz neues Leben zu meistern.

Fatal wirken in dieser Zeit die Auftritte „guter" Vorbilder, wenn etwa Topmodels wie Heidi Klum spätestens acht Wochen nach der Geburt ihres Kindes mit gestähltem Bauch auf dem Laufsteg zu bewundern sind. Bitte lassen Sie sich davon nicht frustrieren! Für so einen Bauch bedarf es eines sehr intensiven Bauchmuskeltrainings, das im Wochenbett nur auf Kosten des Beckenbodens gehen kann. Und, was sicherlich nicht minder wiegt, auch auf Kosten des Stillens, der Bindung zum Kind und zu Lasten von Ruhe und Erholung. Leider sind solche Beispiele keine Ausnahme, sondern Ausdruck des Jugend- und Schönheitskultes unserer Gesellschaft, der natürlich auch Druck auf uns Mütter ausübt.

Aber wenn wir uns bewusst werden, was für ein wunderbares Potenzial der weibliche Körper besitzt und was er in den letzten Monaten alles geleistet hat, können wir schon ganz schön stolz sein. Schließlich haben Sie einem Leben in die Welt verholfen. Das erleichtert es vielleicht auch, diese nicht immer ganz einfache Phase etwas besser zu bewältigen.

Was unser Körper alles so kann!

Mit der Befruchtung geht es los: Der veränderte Hormoncocktail stellt den gesamten Körper auf Schwangerschaft und Geburt um, woraufhin Bindegewebe, Muskulatur und auch Gelenke lockerer werden. Mit diesen weichen und gelockerten Strukturen hat Ihr Körper allerdings auch eine Gewichtszunahme von 10 bis 20 Kilo zu bewältigen. Was für eine Leistung! Und nicht nur der Bewegungsapparat muss ordentlich schuften, sondern auch die Organe. Das Herz beispielsweise transportiert in dieser Zeit bis zu 50 % mehr Blut, jeder Leistungssportler würde vor Neid erblassen.

Das eigentliche Wunder ist aber, dass aus einer einzigen befruchteten Zelle in Ihrem Körper Ihr Kind herangereift ist. Dafür haben sich Zellen Abermillionen Male geteilt und spezialisiert und arbeiten nun so fantastisch zusammen.

Wenn Sie mit Zeigefinger und Daumen beider Hände einen Ring formen, hat dieser in etwa die Größe des kindlichen Kopfes. So weit muss sich der Beckenboden unter der Geburt aufdehnen! Nur gut, dass Beckenboden und Becken durch die Hormone dann viel lockerer und beweglicher sind als sonst.

Mit dem ersten Anlegen des Kindes wird die Ablösung der Plazenta unterstützt – ebenfalls ein wunderbarer Zusammenhang – und umfassende Rückbildungsprozesse setzen ein. Die Hormonlage verändert sich ein zweites Mal grundlegend. Es beginnt die Phase der Regeneration, die zwischen sechs Monate und zwei Jahre (!) andauern kann. Und auch das Stillen bedeutet eine beachtliche Leistung, was sich im rasanten Wachstum des Neugeborenen niederschlägt. Hinzukommen unzählige durchwachte Nächte und das nicht immer einfache Managen des Familienalltags.

Also, Sie sind keinesfalls unsportlich und Ihr Körper darf nach dieser ganzen Tortur auch etwas mitgenommen aussehen! Aber natürlich ist es wichtig, dass Sie sich in Ihrem Körper wieder wohlfühlen können und ihm helfen, die Folgen von Schwangerschaft und Geburt gut zu bewältigen. Dies sollte aber auf eine sanfte Art geschehen, die natürliche Rückbildungsprozesse und die Bindung zu Ihrem Kind nicht stört, sondern unterstützt. Geben Sie sich also ein wenig Zeit, damit Sie und Ihr Körper wieder ein gutes Team werden. Mama-Power möchte Sie auf diesem Weg begleiten.

Was ist Mama-Power?

Sie möchten zu neuer Kraft finden, Ihr Selbstvertrauen stärken und sich in Ihrem Körper wieder wohlfühlen – haben aber den Eindruck, dafür überhaupt keine Zeit zu haben? Wunderbar, genau für Sie ist Mama-Power da.

Mama-Power besteht aus verschiedenen Segmenten, aus denen Sie sich entsprechend Ihrer Bedürfnisse Übungen und Anregungen auswählen können. Viele Übungen sind für zu Hause mit Baby oder für unterwegs mit Kinderwagen konzipiert. Ihr Baby darf also immer dabei sein, wenn Sie sich etwas Gutes tun. Zudem bekommen Sie hier nützliche Ideen, wie Sie Ihren Alltag entstressen und weniger belastend gestalten können.

Die Übungen sind auf Ihre besondere Bedürfnislage wie Beckenbodenaktivierung und Körperstraffung ausgerichtet. Sie lernen Überforderungen zu vermeiden und können auch gern erst mal mit ganz wenig beginnen. Wohlergehen und Genuss stehen bei Mama-Power immer im Vordergrund, denn ich weiß, wie wundervoll, aber auch wie anstrengend Ihr jetziges Leben sein kann. Und wie schwer es manchmal ist, dabei auch noch an sich selbst zu denken.

Vermutlich haben Sie momentan auch wenig Lust, sich mit allzu viel Theorie herumzuschlagen. Deshalb ist das Basiswissen von Mama-Power anschaulich und praxisnah gestaltet. Schauen Sie ruhig mal rein, es gibt bestimmt viel zu entdecken. Damit der Spaß beim Üben lange erhalten bleibt, sollten Sie sich aber auf alle Fälle das Kapitel „Wie mit diesem Buch üben" ansehen, bevor Sie loslegen.

Für wen ist Mama-Power?

Primär wendet sich Mama-Power an Frauen, die aus dem Wochenbett heraus sind – und begleitet Sie dann bis zu zwei Jahre. Viele Anregungen können Sie aber auch ein Leben lang nutzen. Allerdings sollte Mama-Power keinen Rückbildungskurs ersetzen. Gerade in dieser Zeit der großen Veränderungen ist der Kontakt mit Gleichgesinnten enorm wichtig. Darüber hinaus können Sie während des Kurses Fragen stellen und werden vom Kursleiter korrigiert. Das kann ein Buch natürlich nicht leisten. Wenn Sie aber neben oder nach einem Rückbildungskurs selbstständig aktiv werden möchten, unabhängig von Kurszeiten und Kinderbetreuung, ist dieses Trainingskonzept genau das Richtige für Sie. Auch Väter in Elternzeit leiden häufig unter Zeitmangel und fehlendem Ausgleich. Abgesehen von den Beckenboden-Basics ist Mama-Power auch für sie geeignet. Reichen Sie dieses Buch also ruhig weiter.

Und wozu das Ganze?

Wichtigstes Ziel ist es, dass sich Ihr Körper wieder besser anfühlt. Nicht nur mittels Übungen, die Sie dabei unterstützen, wieder in Form zu kommen, sondern auch durch eine verbesserte Wahrnehmung und Entspannungsfähigkeit – und vielleicht auch durch ein wenig mehr Akzeptanz sich selbst gegenüber. Und da unser Körpergefühl eng mit unserem Selbstwertgefühl verbunden ist, kann Mama-Power Ihnen auch dabei helfen, sich selbst und das, was Sie tagtäglich leisten, mehr zu schätzen. Darüber hinaus wird Ihr Leben leichter, weil Sie belastbarer werden und gleichzeitig lernen, Belastungen zu reduzieren. Natürlich spielt dabei Ihr Beckenboden eine zentrale Rolle. Er ist normalerweise Ihr inneres Kraftzentrum, zurzeit aber vermutlich Ihr größter Schwachpunkt. Dieses Buch bietet Ihnen die Chance, einen besseren Zugang zu Ihrem Beckenboden

WISSEN

Positive Effekte

Wenn Sie regelmäßig üben, zeigt sich dies in vielfältiger Hinsicht positiv. Abhängig vom Schwerpunkt, den Sie bei Ihren Übungen setzen, können Sie folgende Effekte erzielen:

- ein besseres Körpergefühl, eine bessere Körperhaltung und mehr Ausstrahlung
- erhöhte Wahrnehmung und Belastbarkeit Ihrer Beckenbodenmuskulatur
- Kräftigung und Straffung abgeschwächter Muskulatur
- Steigerung Ihrer Leistungsfähigkeit
- Linderung oder Beseitigung von Beschwerden
- weniger belastende Bewegungsmuster in Ihrem Alltag
- mehr Gelassenheit

zu bekommen und ihn wieder fit für seine vielfältigen Aufgaben zu machen.

Leiden Sie unter Beschwerden wie Inkontinenz, Gebärmuttersenkungen oder Rückenschmerzen, kann Mama-Power Ihrem Körper helfen, wieder in Ordnung zu kommen.

Mama-Power bei Beschwerden

Bei Beschwerden oder Verletzungen kann Mama-Power zur Linderung oder sogar zur Heilung beitragen. Doch hilft natürlich nicht jede Übung bei jedem Problem. In diesem Kapitel erfahren Sie, welche Übungen für Sie besonders geeignet sind und was Sie vermeiden sollten.

Bevor Sie mit dem Üben beginnen, gilt grundsätzlich: Liegt bei Ihnen ein spezielles Problem vor, klären Sie unbedingt im Vorfeld mit einem Arzt, Therapeuten oder Ihrer Hebamme ab, ob Sie die Übungen aus diesem Buch durchführen dürfen. Die Anforderungen entsprechen in etwa denen eines Rückbildungskurses.

Darüber hinaus ist es wichtig, bei Ihrem Training mit Mama-Power ein weiteres Sicherungsnetz zu spannen. Nutzen Sie dazu die bestinformierte Fachfrau, die Ihnen ständig zur Verfügung steht: Ihren eigenen Körper. Horchen Sie während des Übens in sich hinein und beachten Sie seine Signale. Suchen Sie sich Übungen aus, die Ihnen wirklich gut tun, und überfordern Sie sich nicht, siehe auch Kapitel „Wie mit diesem Buch üben". Die einzige Ausnahme bilden lang anhaltende, sogenannte chronifizierte Schmerzen. In diesem Fall darf auch unter Schmerzen geübt werden.

Dammnaht besser heilen

Bei einem Dammriss oder -schnitt dürfen Sie die Übungen aus diesem Buch durchführen, vorausgesetzt sie sind schmerzfrei und ihre Narbe ist verheilt. Es ist allerdings möglich, dass die Narbe über längere Zeit sehr empfindlich ist und auch ein wenig taub und fest sein kann und dass sie außerdem Schmerzen beim Geschlechtsverkehr verursacht.

Fühlt sich Ihre Narbe nicht gut an, hilft Ihnen Folgendes:

- Wahrnehmungs- und Entspannungs-übungen, siehe Beckenboden-Basics.
- Das Verwenden einer Gleitcreme beim Geschlechtsverkehr.
- Tägliches Massieren der Dammnaht über zwei bis drei Monate, beispiels-weise mit Calendula-Creme, Narben-salbe oder Olivenöl. Stellen Sie dazu einen Fuß auf einen Stuhl und massie-ren Sie von innen nach außen. Durch die Massage wird das Narbengewebe weich. Selbst Frauen, bei denen die Ge-burt oft schon jahrelang zurückliegt, erzielen damit meist gute Effekte.

Wissenswertes zum Kaiserschnitt

Wenn Sie mit einem Kaiserschnitt ent-bunden haben, sind Sie wahrscheinlich hoch motiviert, ein intensives Bauch-muskeltraining zu betreiben. Denn Ihr Bauch bildet sich langsamer zurück als bei Müttern mit einer spontanen Geburt. Außerdem entsteht durch die Narbe eine „Bauchrolle", die Sie vermut-lich möglichst schnell wieder loswerden möchten. Aber vergessen Sie nicht, auch bei einer Kaiserschnittgeburt wurde der Beckenboden hormonell aufgelockert und er hatte ebenso das Gewicht Ihres Kindes zu tragen. Trainieren Sie nun in-tensiv Ihre Bauchmuskulatur, kann Ihr Beckenboden nicht gegenhalten und Ihre Bauchorgane werden nach unten gedrückt. Sie können das ganz einfach erspüren, indem Sie einmal die Wahr-nehmungsübung auf Seite 23 auspro-bieren. Eine Beckenbodenschwäche mit all ihren negativen Auswirkungen wie Senkungen oder Inkontinenz kann die Folge sein.

Auch wenn es schwerfallen sollte, beach-ten Sie bitte folgende Hinweise:
- Beginnen Sie mit Übungen aus den Beckenboden-Basics.
- Wenn die Narbe gut verheilt und die Rektusdiastase geschlossen ist, können Sie nach 10 Wochen sanfte Bauchmus-kelübungen in Ihr Trainingsprogramm integrieren, zum Beispiel die Bauch-presse oder den Twister.
- Belastende Bauchmuskelübungen, bei denen der Oberkörper gebeugt wird, wie Crunches oder Sit-ups sollten Sie ganz vermeiden oder frühestens nach einem halben Jahr durchführen.
- Trainieren Sie nicht zu einseitig, ver-gessen Sie Rücken und Beine nicht.
- Übungen in Bauchlage sollten keine Schmerzen verursachen.

Inkontinenz vorbeugen und beheben

Der ungewollte Abgang von Urin, Stuhl oder Winden ist mit Schamgefühlen behaftet und zumeist auch ein gesellschaftliches Tabu. Betroffene Frauen schränken deshalb oft Ihre sozialen Aktivitäten ein und isolieren sich dann immer mehr. Aber seien Sie versichert, Sie sind nicht die Einzige mit diesem Problem. Jede sechste bis zehnte Frau im Spätwochenbett leidet unter einer Stressinkontinenz. Sprechen Sie sich aus. Vielleicht mögen Sie sich Ihrer Hebamme oder einer Freundin anvertrauen oder Sie gehen in eine Selbsthilfegruppe, siehe Anhang. Ihre Hebamme berät Sie auch, was Hilfsmittel anbelangt, sodass Sie trotz Inkontinenz unterwegs sein können.

Ein schwacher Beckenboden ist meist die primäre Ursache für eine Inkontinenz. Und damit liegt eine sinnvolle Therapie schon auf der Hand: Stärken Sie Ihren Beckenboden und vermeiden Sie unnötige Belastungen. Auf diese Weise lässt sich ebenso gegen eine Inkontinenz im Alter vorbeugen. Doch auch wenn Ihre Motivation groß ist, diesen misslichen Zustand schnellstmöglich zu ändern, vergessen Sie nicht, Ihre Beckenbodenmuskulatur nach dem Üben auch wieder zu entspannen. Der Beckenboden ist ein Schwinger und kein reiner „Festhalter", siehe hierzu Seite 30.

Diese Übungen sind bei einer Inkontinenz besonders geeignet: alle Beckenboden-Basics ab S. 42, Beckenschaukel S. 48, Bauchpresse S. 58, Kraftvolle Mitte S. 59, Körperhaus verschieben S. 71, Wiegeschritt S. 72, Einbeinstand S. 75, Fersenheben S. 76, Katze – Kuh S. 84 und Knielift S. 95. Hilfreich ist darüber hinaus das Kapitel „Der Alltag ist die Übung" ab S. 100.

Senkungen beheben

Für viele Frauen ist es schockierend, feststellen zu müssen, dass die Scheidenwand oder die Gebärmutter aus der Scheide heraustritt. Doch solche Vorfälle stellen nicht nur ein Problem in späteren Lebensabschnitten der Frau dar, sie können auch nach einer Geburt auftreten. Dabei bemerken Sie leichtere Senkungen nicht unbedingt. Mögliche Symptome hierfür können sein: Schwere- oder Druckgefühl im Unterleib, Schmerzen beim Geschlechtsverkehr, Rückenbeschwerden oder auch Verstopfungen.

Da ein schwacher Beckenboden und Überlastungen im Alltag für Senkungen entscheidend verantwortlich sind, kann Mama-Power Ihnen hier gute Dienste leisten. Durch regelmäßiges Beckenbodentraining und richtiges Verhalten im Alltag – hierzu gehört auch, nicht zu pressen – lässt sich sogar eine Operation vermeiden. Droht Ihnen eine Gebärmutterentfernung, ist es ratsam, sich vorher an ein zertifiziertes Beckenbodenzentrum zu wenden, siehe Serviceteil.

Wie den Beckenboden bei Senkungen trainieren?

Achten Sie unbedingt darauf, dass nichts in die Scheide hineindrückt, wenn Sie den Beckenboden trainieren. Durch das Üben würde die Senkung sonst noch verstärkt. Sie vermeiden dies, indem Sie das Becken beim Üben höher positionieren als den Schultergürtel. Man spricht in diesem Fall von einer Umkehrübung. In dieser Position können Sie beruhigt etwas für die Kräftigung Ihrer Beckenbodenmuskulatur tun.

WISSEN

Habe ich eine Senkung?

Wenn Sie sich nicht sicher sind, ob bei Ihnen eventuell eine Gebärmuttersenkung vorliegt, machen Sie einen Selbsttest. Führen Sie dazu im Stehen einen Finger in die Scheide ein und ertasten Sie Ihren Muttermund. Beobachten Sie nun, was passiert, wenn Sie pressen oder husten. Wird Ihr Muttermund deutlich nach unten gedrückt, sollten Sie sich ärztlich untersuchen lassen und nebenstehende Infos beachten.

Wenn Sie es schaffen, täglich eine Umkehrübung mit anschließendem Beckenbodentraining in Ihren Alltag zu integrieren, wäre das super. Hat das Druckgefühl nach der Umkehrübung deutlich abgenommen, sind auch alle anderen Positionen erlaubt.

Nachfolgend stelle ich Ihnen eine Übung vor, die als Sofortmaßnahme bei einem akuten Scheidenwand- oder Gebärmuttervorfall hilft, sich aber auch als Umkehrübung für unterwegs gut eignet. Wenn Sie spüren, dass etwas aus Ihrem Scheidenausgang herausdrängt, führen Sie diese Übung sofort durch. .

WICHTIG

Und so geht die Notfallübung

- Sie stehen mit leicht gebeugten Knien in Schrittstellung, verlagern Sie Ihr Gewicht auf das vordere Bein.
- Beugen Sie sich nach unten. Sind Sie unter Menschen, tun Sie so, als würden Sie Ihren Schuh binden oder am Kinderwagen hantieren. Dann bleibt die Übung relativ unauffällig.
- Ziehen Sie nun Ihre Sitzbeinhöcker zusammen und saugen Sie Ihren Beckenboden kraftvoll in sich hinein. Ihre Ausatmung hilft dabei. Die Beckenorgane werden so wieder an Ihre eigentliche Position geschoben.
- Bei Bedarf wiederholen Sie die Übung alle 5 Minuten, bis das Druckgefühl zwischen Ihren Beinen nachlässt.
- Dann richten Sie sich mit angespanntem Beckenboden langsam wieder auf.
- Gehen Sie ganz beschwingt ein paar Schritte. Ihr Beckenboden ist weiterhin aktiviert, Ihr Rücken ganz aufrecht.

Falls Sie wegen dieser Beschwerden noch nicht in ärztlicher Behandlung sind, sollten Sie das jetzt sobald wie möglich nachholen.

Weitere Umkehrübungen sind: Katze – Kuh S. 84, Schulterbrücke S. 94, Knielift S. 95. Nützlich ist auch das Kapitel „Der Alltag ist die Übung", siehe S. 100.

Verspannungen des Beckenbodens lösen

Dass die Beckenbodenmuskulatur bei manchen Frauen auch eine zu hohe Spannung besitzen kann, ist weniger bekannt. Auch in diesem Fall ist sie schwach, schlecht durchblutet und wenig schwingfähig. Unmittelbar damit zusammenhängen können Schmerzen beim Berühren oder Anspannen, Probleme in der Sexualität oder eine lange, schmerzhafte Geburt. Ursache für die Verspannung des Beckenbodens sind häufig traumatisierende Übergriffe. Aber auch ein Zuviel an Beckenbodentraining, ohne das notwendige Lösen zu integrieren, zu enge Narbenspangen oder eine rigide Haltung können verantwortlich sein.

Kontraindikation: Falls Sie Ihren Beckenboden nicht willentlich entspannen können, ist Mama-Power (noch) nichts für Sie. Das Gleiche gilt für Beckenboden- und Rückbildungskurse. Sinnvoller für Sie ist zunächst eine Einzeltherapie bei einer spezialisierten Physiotherapeutin. Fragen Sie diesbezüglich bei einem zertifizierten Beckenbodenzentrum oder Ihrer Hebamme nach, siehe Serviceteil.

Nur wenn Sie in der Lage sind, Ihren Beckenboden bewusst loszulassen, dürfen Sie mit Mama-Power starten – sofern Sie beim Üben Folgendes beachten:

- Konzentrieren Sie sich vor allem auf die Wahrnehmungs- und Entspannungsübungen.

- Wenn Sie Kräftigungsübungen für den Beckenboden durchführen, spannen Sie den Beckenboden nur mit halber Kraft an, üben Sie nicht bis zur letztmöglichen Wiederholung und halten Sie die Spannung nicht über mehrere Atemzüge. Lösen Sie Ihren Beckenboden vor und nach der Kräftigung.
- Das Üben darf keinerlei Schmerzen verursachen.

Besonders helfen: die Entspannungsübungen auf S. 45 und S. 46, Beckenschaukel S. 48, Hüftstrecker S. 50, Genussübung S. 53, Wiegeschritt S. 72, Fersenheben S. 76, Katze – Kuh S. 84, Langsitz S. 86, Beine hochlegen S. 118 und Sitzmeditation S. 120.

Depressionen lindern

Wenn Sie sich über einen längeren Zeitraum niedergeschlagen und antriebslos fühlen und Ihr Selbstwertgefühl sehr schwach ist, kann möglicherweise eine Depression die Ursache dafür sein. Doch seien Sie versichert: Damit sind Sie nicht allein, denn diese Lebensphase ist nicht immer einfach zu bewältigen. Neben einer Psychotherapie hilft dann auch Sport. Besonders geeignet sind Ausdauersportarten und Aktivitäten an der frischen Luft und bei Tageslicht. Mama-Power passt somit sehr gut in Ihren Tag. Auch eine ausgewogene Ernährung und ausreichend Schlaf, siehe nächste Seite, beeinflussen Ihr Befinden positiv. Das Wichtigste aber ist, dass Sie sich nicht mehr so isoliert fühlen und Wege finden, wie es Schritt für Schritt weitergehen kann. Scheuen Sie sich nicht, sich Unterstützung zu holen, sei es aus Ihrem Umfeld oder von professioneller Seite.

Seelische Entlastung

Nicht nur Ihr Körper hat zurzeit einiges zu tragen und nicht immer helfen einem die Glücksmomente über die schwierigen Zeiten hinweg. Hier ein paar Vorschläge, wenn scheinbar nichts mehr geht. Bei „Entspannung und Erfrischung" finden Sie darüber hinaus hilfreiche Übungen. Auch die Entspannungsübungen für den Beckenboden tun dem ganzen Menschen gut.

Singen

Meine Hebamme empfahl mir zu singen, wenn mein Baby schrie und ich nicht mehr wusste, wo mir der Kopf stand. Das kam mir anfangs recht merkwürdig und fast ein wenig respektlos vor, erwies sich jedoch als super hilfreicher Tipp. Denn durch das Singen können Sie etwas Abstand gewinnen, beruhigen sich – und vielleicht auch Ihr Baby ein wenig – und werden wieder handlungsfähig.

Freiräume

Auch wenn es Ihnen nicht so erscheinen sollte, so ist es meist durchaus möglich, sich kleine Freiräume zu schaffen, in denen man es sich gut gehen lassen kann. Überlegen Sie einmal, was haben Sie vor der Geburt Ihres Kindes oder Ihrer Kinder gern getan? Was wünschen Sie sich zurzeit am meisten? Sollten Sie alleinerziehend sein und Ihnen kein Partner und auch keine

Großeltern zur Verfügung stehen, gibt es eventuell Freunde, die Sie unterstützen. Oder Sie engagieren einen Babysitter. Eine weitere Möglichkeit ist, sich mit anderen Müttern zusammenzutun. So bekommt abwechselnd eine Mutter frei, während sie ihr Baby in guten Händen weiß. In manchen Städten organisieren sich ältere Menschen ehrenamtlich, um Müttern zu helfen. Auch werden Mütter von Verbänden wie dem Arbeiter-Samariter-Bund unter dem Begriff „Nachbarschaftshilfe" unterstützt. Darüber hinaus wird unter bestimmten Umständen eine Haushaltshilfe von Ihrer Krankenkasse finanziert.

Schlaf

Warum ausreichend Schlaf so große Bedeutung für uns hat, ist noch nicht zur Gänze geklärt – aber dass es so ist, steht zweifelsfrei fest. Leiden wir unter Schlafmangel, sind wir unkonzentriert, reizbarer und die Stimmung rutscht leicht in den Keller. Selbst Wahrnehmungsstörungen und Depressionen können durch Schlafentzug entstehen.

Versuchen Sie also, so viel wie möglich zu schlafen oder zu ruhen. Nutzen Sie die Zeiten, in denen Ihr Kind schläft, um es ihm gleichzutun. Keiner erwartet jetzt von Ihnen eine perfekt aufgeräumte Wohnung. Wenn Sie stillen, tun Sie dies möglichst oft im Liegen, damit auch Sie sich ein wenig ausruhen können. Und nicht immer muss die Mutter die Nachtschicht übernehmen – mit abgepumpter oder Fertigmilch kann dies auch der Partner. Zusätzlich wird so noch die Bindung zwischen Vater und Kind gestärkt.

Ich bin nicht allein

Das Gefühl, isoliert zu sein, wiegt mindestens genauso schwer wie die alltäglichen Anforderungen, die wir Tag für Tag zu bewältigen haben. Deshalb ist es hilfreich, sich Gleichgesinnte zu suchen und sich auszusprechen. Seien Sie versichert, dass jede Mutter Momente der Überforderung kennt. Es scheint oft nur so, als wären die anderen immer glücklich und würden ihre Aufgaben mit Leichtigkeit und Perfektion bewältigen. Sie glauben mir nicht, dann fragen Sie bei anderen Müttern mal nach. Wenn Sie in Ihrem persönlichen Umfeld niemanden haben, an den Sie sich wenden

können, helfen Ihnen auch Elternschulen, Beratungsstellen oder Kirchengemeinden weiter, siehe Anhang. Auch aus Rückbildungs- oder Babykursen entstehen oft Netzwerke.

Professionelle Hilfe

Große Veränderungen im Leben eines Menschen können Krisen auslösen, die nicht immer ohne professionelle Hilfe zu meistern sind. Das ist keine Schande. Bedenken Sie, jede Krise bietet auch die Chance, dazuzulernen, neue Strategien zur Problembewältigung zu entdecken und sich so weiterzuentwickeln.

Weiterhelfen können Ihnen bei emotionalen Problemen Hebamme, Familienberater, Hausarzt und Elternberatungsstellen (siehe Serviceteil ganz hinten im Buch). Wenn Sie eine Therapie machen möchten, ist dies sowohl bei einem Psychotherapeuten als auch bei einem Ergotherapeuten, der sich auf psychologische Problematiken spezialisiert hat, möglich. Ergotherapeuten haben meist kürzere Wartezeiten.

Rückenprobleme angehen

Plagt Sie ein verspannter Schultergürtel oder Rücken, helfen Ihnen diese Tipps weiter.

- Führen Sie vermehrt Mobilisierungs- und Dehnübungen aus: Gehen Sie dabei langsam in die Dehnung und nicht bis ans absolute Bewegungsende. Nutzen Sie Ihre Atmung: „Ahh!"
- Kräftigen Sie den jeweiligen Bereich mit vielen Wiederholungen, aber wenig intensiv.
- Bei Verspannungen hilft Wärme. Das kann eine Wärmeflasche sein, ein warmes Bad, eine heiße Rolle oder Rotlicht.
- Plötzlich einschießende, spitze Schmerzen werten Sie als deutliches Warnsignal. Beenden Sie die Übung dann.
- Tragen Sie einen stützenden Still-BH.
- Tun Sie sich so oft wie möglich etwas Gutes: Unter „Entspannung und Erfrischung" und „Seelische Entlastung" finden Sie hierfür schöne Anregungen. Wann standen Ihre Bedürfnisse das letzte Mal im Vordergrund?

Probleme, die mit der Lendenwirbelsäule und den Kreuzdarmbeingelenken zu tun haben, hängen oft unmittelbar mit einer abgeschwächten Bauch- und/oder Beckenbodenmuskulatur zusammen. Denn die tiefe, quere Bauchmuskulatur stabilisiert die Lendenwirbelsäule und ein gut aufgespannter Beckenboden entlastet die Kreuzdarmbeingelenke. Wenn Sie Ihren Bauchnabel bei aktiviertem Beckenboden einsaugen, erreichen Sie genau diese Muskulatur. Bei chronifizierten Schmerzen (eher dumpf und mehrere Monate andauernd) dürfen und sollten Sie auch unter Schmerzen üben – da der Schmerz seine Warnfunktion verloren hat und Schonen das Geschehen nur weiter verschlimmern würde. Die Schmerzen sollten nach dem Üben aber nicht sehr viel stärker sein als zuvor, sonst war es vermutlich zu viel.

Bei Rückenproblemen können Ihnen folgende Übungen besonders helfen: Beckenschaukel S. 48, Hüftstrecker S. 50, Genussübung S. 53, Bauchpresse S. 58, Langer Lenkbügel S. 63, Rumpfstabilisator S. 66, Einbeinstand S. 74, Fersenheben S. 76, Langsitz S. 86, Gesäßdehner S. 87, Haltungsstabilisator S. 93, Sphinx S. 92, Knielift S. 95, Beine hochlegen S. 118, Kopf rollen S. 119, Achtsames Gehen S. 122. Empfehlenswert sind zudem die Beckenboden-Basics ab S. 42 und „Der Alltag ist die Übung" ab S. 100.

Die wunderbare Welt des Beckenbodens

Dem Thema Beckenboden haftet leider immer noch etwas Schamhaftes an oder man meint, es wäre nur im Zusammenhang mit Inkontinenz von Bedeutung. Das ist sehr schade und überhaupt nicht berechtigt. Denn unser Beckenboden ist eine sehr interessante und bedeutende Muskulatur.

Ich möchte Sie auf eine kleine Entdeckungsreise einladen, bei der Sie Ihre weibliche Mitte besser kennenlernen können. Das hilft Ihnen später auch beim Ausführen der Übungen. Denn Sie können natürlich nur die Muskeln gezielt ansteuern mit denen Sie vertraut sind. Sonst aktivieren Sie womöglich alles andere, nur nicht Ihren Beckenboden. Zur ersten Orientierung setzen Sie sich auf einen Stuhl, legen eine Hand zwischen Ihre Beine und husten ein paar Mal. Das was sich in Ihrer Hand hineinbewegt, ist Ihr Beckenboden. Gleichzeitig können Sie wahrnehmen, was so ein kleiner Husten für eine große Wirkung hat.

WISSEN

Gutes Bauchmuskeltraining

Spüren Sie einmal, was passiert, wenn Sie Ihre Bauchmuskulatur trainieren, ohne dass Ihr Beckenboden aktiv ist. Das geht am besten im Sitzen. Legen Sie eine Hand zwischen die Beine. Nun machen Sie den Rücken rund und saugen Ihren Bauchnabel ein. Merken Sie, wie Ihr Beckenboden dabei ganz weit wird? Auf diese Art wird Ihr Beckenboden dem Druck immer mehr nachgeben – und weiter und schwächer werden. Vermeiden Sie die ersten Monate nach einer Entbindung Übungen, bei denen der Rumpf gebeugt wird, und aktivieren Sie bei Bauchmuskelübungen immer Ihren Beckenboden.

Der knöcherne Rahmen des Beckenbodens

Unsere Erkundung geht weiter. Wir nähern uns nun dem Beckenboden über seinen knöchernen Rahmen an, weil sich dieser einfach ertasten und wahrnehmen lässt. Anders als beispielsweise der Bizeps, der Beugemuskel des Oberarms, zieht die Muskulatur des Beckenbodens über kein Gelenk. Wie Sie aus der Grafik ersehen können, spannt sich der Beckenboden stattdessen in einem rautenförmigen Knochenrahmen auf. Die Eckpunkte sind vorne das Schambein, rechts und links die beiden Sitzbeinhöcker und hinten das Steißbein.

Die Sitzbeinhöcker Um Ihre Sitzbeinhöcker zu ertasten, setzen Sie sich aufrecht vorne auf einen Stuhl. Schaukeln Sie nun mit Ihrem Becken langsam vor und zurück, sodass sich Ihr Rücken abwechselnd einrundet und wieder lang wird. Wenn Sie rechts und links unter der Gesäßmuskulatur etwas Hartes, Knöchernes wahrnehmen, sind das Ihre beiden Sitzbeinhöcker.

Spüren Sie sie nicht, dann setzen Sie sich auf Ihre Handflächen und wiederholen den Ablauf.

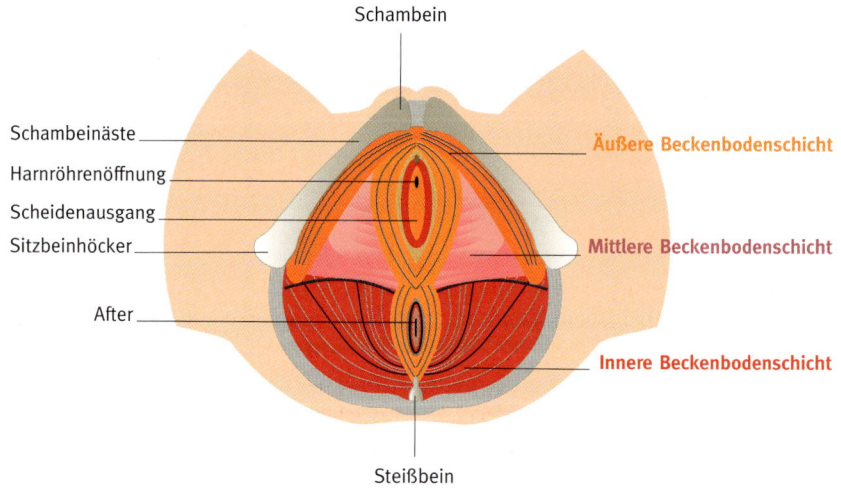

Schambein

Schambeinäste

Harnröhrenöffnung

Scheidenausgang

Sitzbeinhöcker

After

Äußere Beckenbodenschicht

Mittlere Beckenbodenschicht

Innere Beckenbodenschicht

Steißbein

▲ Nur ein aktiver, schwingfähiger Beckenboden kann seine vielfältigen Aufgaben erfüllen.

Das Schambein Als Nächstes erkunden Sie Ihr Schambein. Legen Sie im Sitzen eine Hand zwischen Ihre Beine und kippen Sie Ihr Becken nach vorn, sodass Sie etwas im Hohlkreuz sind. Nun liegt Ihr Schambein in Ihrer Handfläche. Es befindet sich unter dem Venushügel und der Klitoris. Hinter der oberen Kante des Schambeins liegt direkt Ihre Blase, was Sie gut spüren können, wenn Sie hier Druck ausüben. Auch dieser Bereich darf ausgiebig erkundet werden.

Die beiden Schambeinäste verbinden das Schambein mit den Sitzbeinhöckern. Sie können die Schambeinäste gut ertasten, wenn Sie aufstehen und einen Fuß auf einen Stuhl stellen.

Das Steißbein Das Steißbein lässt sich wieder gut im Sitzen erkunden. Führen Sie hierfür eine Hand zum Rücken und legen Sie sie oben zwischen die Pobacken. Ist Ihr Rücken rund, können Sie Ihr Steißbein, das Ende der Wirbelsäule, ertasten. Das Steißbein ist etwas nach vorn, also bauchwärts gekrümmt, sodass sich die Spitze nicht bei jedem Menschen ertasten lässt.

Wandern Sie mit dem Finger ein wenig aufwärts, wird der Knochen breiter und Sie spüren eine etwas holprige Knochenplatte. Das ist Ihr Kreuzbein.

Übung zur Wahrnehmung des gesamten Rahmens

- Um den ganzen Beckenbodenrahmen wahrzunehmen, setzen Sie sich aufrecht hin, Rücken, Schultern und Nacken sind entspannt.
- Lenken Sie Ihre Aufmerksamkeit nun auf die vier knöchernen Bezugspunkte: das Schambein vorn, die zwei Sitzbeinhöcker seitlich links und rechts und das Steißbein hinten.
- Lässt sich einer dieser Bereiche nicht so gut erspüren, massieren Sie ihn sanft.
- Nehmen Sie nun diesen Rahmen für einen Moment im Ganzen wahr. Darin ist Ihr Beckenboden aufgespannt. Wenn Sie tief in den Bauch atmen, spüren Sie ihn vielleicht auch.
- Ist Ihnen aufgefallen, dass die Verbindung zwischen Sitzbeinhöckern und Wirbelsäule nicht zu ertasten ist, die Raute unvollständig ist?

TIPP
Bitte achten Sie bei den Wahrnehmungsübungen auf die Signale Ihres Körpers. Wenn eine Übung negative Gefühle oder Schmerzen auslösen, beenden Sie diese umgehend. Wenn dies häufiger vorkommen sollte, suchen Sie sich bitte ärztliche oder therapeutische Hilfe.

25

Die drei Beckenbodenschichten

Wo sich Ihr Beckenboden genau befindet, wissen Sie ja bereits. Auf den folgenden Seiten bekommen Sie die Gelegenheit, die unterschiedlichen Schichten des Beckenbodens genauer kennenzulernen. Die drei Muskelschichten sind miteinander verbunden und gitterförmig angeordnet, was den Beckenboden tragfähiger macht. Schwächend wirken wiederum die drei Öffnungen – beim Mann sind es lediglich zwei -, und zwar ein Durchgang für die Harnröhre, einer für die Scheide und einer für den Darm.

Äußere Beckenbodenschicht

Die untere äußerste Muskelschicht Ihres Beckenbodens ist wie eine Acht geformt

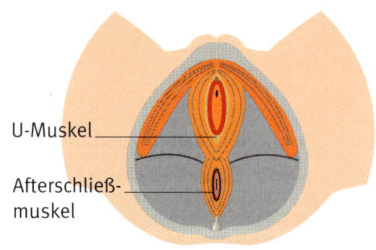

U-Muskel

Afterschließ-
muskel

▲ Die äußere Schicht unterstützt das Öffnen und Schließen der Harnröhre.

und verläuft zwischen Schambein und Steißbein. Der vordere Bogen der Acht umschließt Scheide und Harnröhre, er wird auch als U-Muskel bezeichnet, der hintere Bogen verläuft um den After. Wo sich die beiden Kreise der Acht kreuzen, befindet sich der Dammbereich.

Wahrnehmungsübung

- Setzen Sie sich aufrecht auf einen Stuhl, die Füße stehen auf dem Boden, die Schultern sind entspannt, die Hände liegen auf den Oberschenkeln.
- Richten Sie Ihre Aufmerksamkeit nun auf die äußerste Schicht Ihres Beckenbodens und versuchen Sie, diese sanft anzuticken. Am besten gelingt dies, wenn Sie dazu ein Bild nutzen. Sie können sich beispielsweise vorstellen, Sie würden mit Ihren Schamlippen blinzeln, mit Scheide oder After einen Kirschkern umschließen oder auf der Toilette den Urinstrahl unterbinden.
- Nehmen Sie dabei nicht Ihre Gesäß- oder Oberschenkelmuskulatur zu Hilfe. Es geht wirklich nur um eine kleine Wahrnehmung. Probieren Sie, ob Sie den vorderen und den hinteren Teil der Acht erspüren können. Und vielleicht auch den Damm? Eine kleine Hilfestellung: Wenn Sie sich im Sitzen

mit geradem Rücken nach vorne neigen, lässt sich der U-Muskel, also der vordere Teil der Acht, noch leichter wahrnehmen.

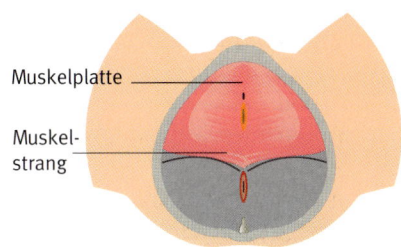

Muskelplatte

Muskelstrang

▲ Die mittlere Schicht schützt uns bei Belastung.

Tipp

Es braucht oft eine Zeit, bis der von der Geburt überdehnte Beckenboden wieder bewusst angesteuert und wahrgenommen werden kann. Probieren Sie zunächst nur die Übungen aus diesem Kapitel und die Beckenboden-Basics aus. Verändert sich nichts, befragen Sie Ihre Hebamme.

Funktion

Welches die Hauptfunktion dieser äußersten Muskelschicht des Beckenbodens ist, sollte jetzt keine große Überraschung mehr für Sie sein, oder? Sie dient dem Verschließen und Öffnen von Harnröhre, Scheide und After. Was diese Muskulatur aber auch spannend macht, ist, dass sie auf Berührung empfindsam reagiert und bei sexueller Erregung anschwillt. Sie ist deshalb ganz wichtig für eine erfüllte Sexualität. Beim Mann dient der entsprechende Muskel dem Halten der Erektion.

Mittlere Beckenbodenschicht

Die mittlere Beckenbodenschicht liegt über der äußeren, also etwas mehr in Richtung Bauchraum. Sie verläuft quer von rechts nach links und besteht aus einer Muskelplatte und einem Muskelstrang. Die mittlere Schicht verbindet die beiden Sitzbeinhöcker und Schambeinäste miteinander. Bei Frauen ist sie wesentlich dünner und schwächer als bei Männern. Das ist auch sehr sinnvoll, denn der Kopf des Kindes muss bei der Geburt diese Muskelschicht beiseiteschieben. Nachteilig ist aber, dass der weibliche Beckenboden so weniger Belastungen standhält.

Wahrnehmungsübung

- Setzen Sie sich auf Ihre Handflächen, Ihre Fingerspitzen zeigen zueinander und umgreifen die Sitzbeinhöcker. Richten Sie Ihren Rücken auf.
- Spannen Sie nun die äußere Beckenbodenschicht an – schließen Sie alle Öffnungen –, ziehen Sie dann die Sitzbeinhöcker ein wenig zusammen und

lösen Sie sie wieder. Vielleicht erleichtert Ihnen das Bild von einem starken Gummiband, das Ihre zwei Sitzbeinhöcker zusammenzieht, die Übung ein wenig.

- Versuchen Sie, diese kleine Bewegung vom Beckenboden aus zu steuern, mit möglichst wenig Einsatz der Gesäß- und Oberschenkelmuskulatur. Da Sie Ihre Gesäßmuskulatur mit den Händen umfassen, merken Sie das ziemlich schnell. Wenn Sie die Aktivität vor allem im vorderen Beckenbodenbereich wahrnehmen, ist es genau richtig.
- Ihr Schultergürtel bleibt entspannt.

Seien Sie bitte nicht frustriert, wenn Sie beim Aktivieren der mittleren Beckenbodenschicht zunächst nur sehr wenig oder auch gar nichts wahrnehmen. Vielleicht erwarten Sie aber auch nur ein intensiveres Gefühl. Es handelt sich hier wirklich um eine sehr kleine Bewegung. Und meist kann man das Auseinanderdriften der Sitzbeinhöcker besser spüren als das Zusammenziehen. Doch wenn Sie dranbleiben und es in den nächsten Tagen regelmäßig versuchen, werden Sie bald auch ein Gefühl für Ihre mittlere Beckenbodenschicht bekommen.

Funktion
Die Hauptfunktion der mittleren Muskelschicht besteht im Verengen des Becken-

ausganges, wenn Druck vom Bauchraum ausgeht, beispielsweise wenn wir unser Baby anheben. Wird der knöcherne Beckenausgang enger, so kann dem Druck der Bauchorgane natürlich leichter standgehalten werden. Beckenboden und Rücken werden geschont, Senkungen vermieden. Ist der Beckenboden in guter Verfassung, geschieht dies reflexartig, wir müssen uns also nicht mehr darum kümmern. Aber gerade nach einer oder mehreren Geburten ist der Impuls meist nicht mehr stark genug. Dann sollten Sie den Beckenboden trainieren und ihn vor einer Belastung bewusst aktivieren.

Innere Beckenbodenschicht

Die innere Schicht des Beckenbodens ist die größte und kräftigste, sie ist flügel- und schlingenförmig aufgebaut. Wenn Sie mit Ihren Händen eine Schale formen, entspricht das ungefähr der Größe dieser Schicht. Sie kann den gesamten Beckenboden anheben und schwingt bei jedem Atemzug und bei jeder Bewegung mit – vorausgesetzt, sie ist in einem guten Zustand. Die innerste Beckenbodenschicht können wir selbst kaum wahrnehmen, dafür spüren wir ihre Auswirkungen aber umso besser. Denn wenn sie arbeitet, ist gleichzeitig auch die quere Bauchmuskulatur aktiv. Es ent-

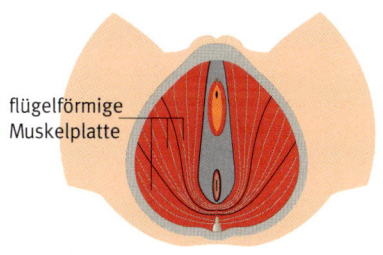

flügelförmige
Muskelplatte

▲ Die innere Beckenbodenschicht unterstützt unsere Aufrichtung.

steht eine Art „Korsettgefühl". Ihre Einatmung weitet dann mehr Ihren Brustkorb
als Ihren Bauch.

Wahrnehmungsübung

- Sie sitzen aufrecht auf einem Stuhl, die
  Füße sind auf dem Boden, die Schultern entspannt.
- Aktivieren Sie zunächst die äußere
  Schicht Ihres Beckenbodens und saugen Sie dann Ihren Beckenboden nach
  innen oben ein. Stellen Sie sich hierbei
  vor, Sie umschließen einen Kirschkern
  und heben ihn dann weit nach oben
  an.
- Spüren Sie, wie mit der Anspannung
  der untere Rücken etwas länger wird,
  das Steißbein Richtung Schambein
  zieht? Es entsteht ein Gefühl, als ob Sie
  ein inneres Korsett oder einen breiten
  Hüftgürtel zuziehen würden.
- Atmen Sie weiter und lassen Sie dann
  bewusst wieder los.

Funktion

Die innerste Beckenbodenschicht erfüllt
zahlreiche Aufgaben. Zu den wichtigsten gehört, die Lage der Beckenorgane
zu sichern, Körperspannung zu erzeu-
gen und unterstützend bei der Aufrichtung des gesamten Körpers mitzuwirken.
Bei vielen Säugetieren bestimmt diese
Muskulatur die Schwanzhaltung. Wenn
wir uns Hunde anschauen, wird leicht
nachvollziehbar, dass Spannung und
Lage auch eng mit unserem Befinden
zusammenhängen. Wie stehen wir im
Leben? Schlaff und mutlos? Verspannt
und unflexibel? Oder mit einer natürli-
chen Aufrichtung, die Selbstvertrauen
und Gelassenheit ausstrahlt, aber auch
belastbar ist.

Welche Auswirkungen der Zustand des
Beckenbodens auf die Körperhaltung hat,
lässt sich auch gut auf einer Wöchnerin-
nenstation beobachten. Erinnern Sie sich
noch, wie Sie und die anderen Frauen
über die Flure schlurften?

TiPP

Auch andere Bilder sind geeignet, um
die innere Schicht zu kräftigen und
ihre Arbeit wahrzunehmen: Stellen
Sie sich etwa vor, Sie bauen das Dach
eines Zirkuszeltes von der Mitte her
auf oder Sie ziehen einen inneren
Reißverschluss nach oben.

WICHTIG

Testen Sie Ihren Beckenboden!

Ob Ihre tief liegende Beckenbodenmuskulatur aktiv ist, können Sie an der Spannung der queren Bauchmuskulatur feststellen. Die beiden Muskeln arbeiten nämlich ganz eng zusammen. Greifen Sie hierfür mit den Fingerspitzen an den rechten und linken Beckenknochen, und zwar einen Fingerbreit Richtung Bauchnabel. Die quere Bauchmuskulatur verläuft wie ein auf Ihren Hüften liegender breiter Gürtel. Saugen Sie die Beckenbodenmuskulatur ein, spüren Sie die Spannung der Bauchmuskulatur unter Ihren Fingern. Spüren Sie nichts, so greifen Sie entweder nicht weit genug ins Gewebe, erreichen also die quere Bauchmuskulatur nicht, oder Sie saugen Ihren Beckenboden nicht ein. Arbeitet stattdessen vielleicht Ihre Gesäßmuskulatur oder Ihre innere Oberschenkelmuskulatur?

Warum ein aktiver Beckenboden so wichtig ist

Der Beckenboden ist das Fundament unseres Rumpfes! Egal, ob Sie laufen oder springen, Ihr Baby tragen, husten oder lachen, er muss gewährleisten, dass das Fundament hält. Trotzdem ist der Beckenboden kein reiner „Festhalter", sondern ein Schwinger. Seine Aufgaben lassen sich als Halten, „Wachsein", Öffnen und Schließen beschreiben. Er ist nicht unerheblich an unserer Aufrichtung und einer erfüllten Sexualität beteiligt. Schon beachtlich, wie der Beckenboden diese zum Teil sehr gegensätzlichen und bedeutenden Aufgaben gut hinbekommt!

Doch diese Funktionen kann der Beckenboden nur erfüllen, wenn er eine mittlere Grundspannung besitzt. Nur dann kann er bei Bedarf mit einem effektiven und schnellen Schließen oder auch einem entspannten Loslassen reagieren.

Schwangerschaft und Geburt verlangen dem Beckenboden aber einiges ab. So ist es nicht verwunderlich, dass er nach den ganzen Strapazen geschwächt ist und seinen vielfältigen Aufgaben nur noch sehr eingeschränkt nachkommen kann, vor allem auch bei mehreren Entbindungen. Umso wichtiger ist es deshalb, die Rückbildung mit passenden Übungen zu unterstützen.

Ich weiß, mit Baby sind Zeit und Energie ein äußerst kostbares Gut. Aber Sie können ja mit nur einer oder zwei Übungen beginnen. Nutzen Sie die Chance, zu Ihrer Kraft zurückzufinden. Es zahlt sich aus. Unterstützung, wie Sie Ihr Training gut planen, finden Sie im Anschluss.

Trainieren Sie Ihren Beckenboden regelmäßig

Denn: Ein aktiver Beckenboden bewirkt:
- den richtigen Halt unserer inneren Organe. Vermeidung oder Linderung von Senkungsproblemen
- einen kontrollierten Abgang von Harn, Winden und Stuhlgang
- weniger Rückenbeschwerden und Verspannungen im Schulter-Nacken-Bereich, Entlastung der Hüft- und Kniegelenke

- eine aufgerichtete, aber auch entspannte Körperhaltung
- größere Belastbarkeit und mehr Energie aus der eigenen Mitte
- eine schönere Ausstrahlung
- eine erfülltere Sexualität
- eine positivere Einstellung zu sich selbst und zum Leben

Lesen Sie sich diese Liste bitte ein weiteres Mal durch. Für diese Ziele lohnt es sich doch, aktiv zu werden, oder?

Wir sind nun am Ende unserer kleinen Entdeckungsreise angekommen und ich hoffe, dass Ihnen Ihr intimster Bereich inzwischen noch etwas bewusster geworden ist – sowohl was das Körperempfinden als auch das Wissen um die vielfältigen Aufgaben des Beckenbodens anbelangt. Vielleicht haben Sie ja auch Lust, mithilfe eines kleinen Spiegels auf Erkundungstour zu gehen? Denn, anders als bei Männern, haben wir unser Geschlecht ja wenig im Blick.

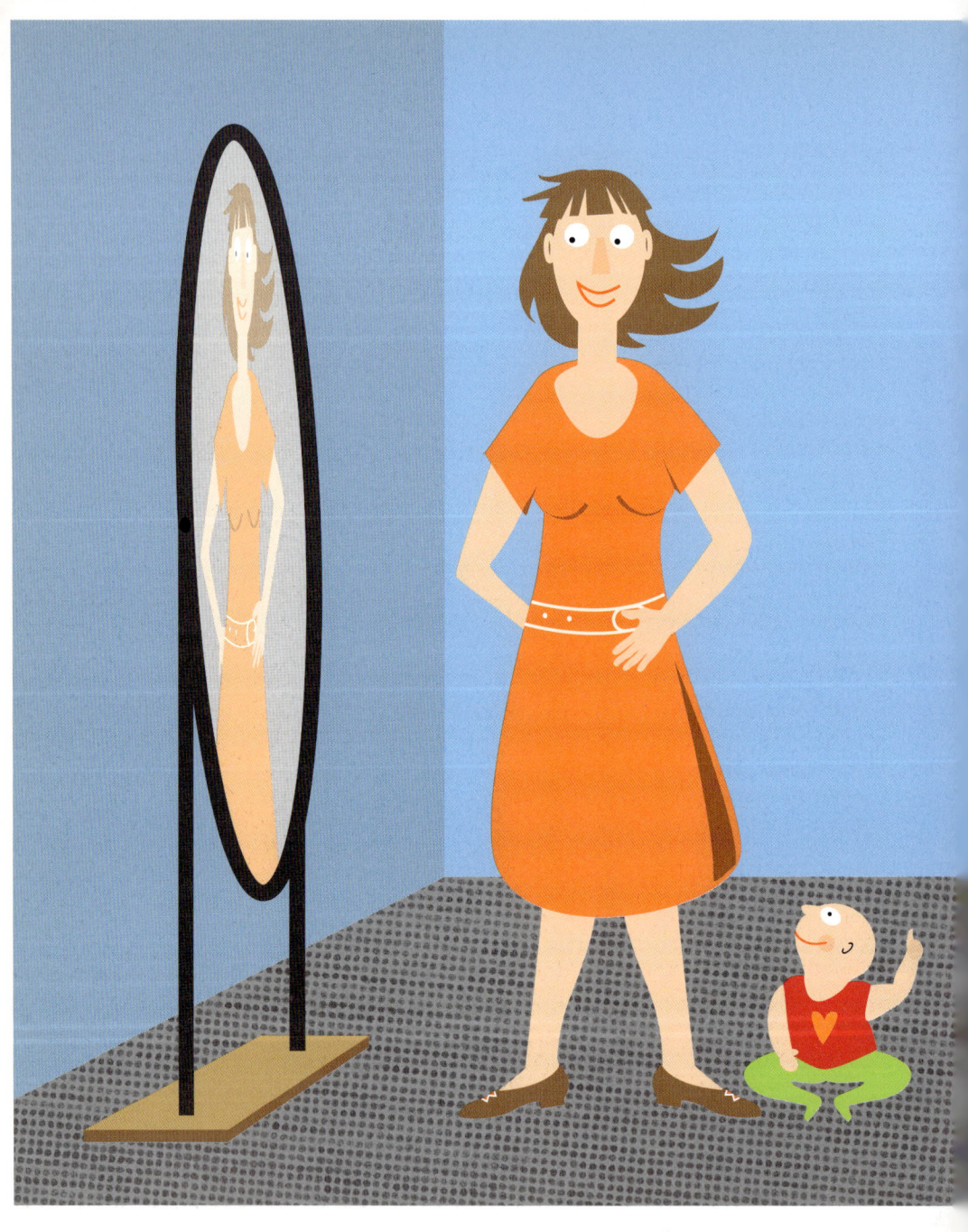

Die Praxis – für mehr Energie und Kraft

Mama-Power ermöglicht es Ihnen in diesen stürmischen Zeiten, nicht nur Gutes für Ihre Familie, sondern auch für sich selbst zu tun. Was und wie erfahren Sie auf den nächsten Seiten.

Wie mit diesem Buch üben?

Gern würde ich mit Ihnen gemeinsam eine Übungseinheit für Sie maß-
schneidern. Da das aber leider nicht möglich ist, erhalten Sie in diesem
Kapitel eine Reihe nützlicher Hinweise, damit Sie es selbst tun können.
Doch neben all den Informationen gilt grundsätzlich: Merken Sie, dass
Ihnen das Üben gut tut, sind Sie auf dem richtigen Weg.

Verläuft bei Ihnen die Rückbildung normal, können Sie 4 bis 6 Wochen nach der Entbindung mit Mama-Power beginnen. Sind Sie sich nicht ganz sicher, fragen Sie vorsichtshalber Ihre Hebamme oder Ihren Arzt. Die Anforderungen in diesem Buch entsprechen denen eines Rückbildungskurses.

Sie haben zwei Möglichkeiten, Ihre Übungseinheiten aufzubauen:

- Sie wählen erst mal eine Übung aus den Beckenboden-Basics aus und wenn Sie Lust auf mehr bekommen, erweitern Sie Ihr Übungsrepertoire Schritt für Schritt.
- Ist Ihnen das zu wenig, stellen Sie sich eine Übungseinheit inkl. Beckenbodentraining zusammen. Variieren Sie die Übungen alle 3 Monate. Am besten machen Sie sich einen kleinen Plan. Aber einen, der auch umsetzbar ist.

Lassen Sie am Anfang die Übungen für Fitte weg und achten Sie darauf, dass Ihre Auswahl nicht zu einseitig ist. Damit ist gemeint, dass Sie nicht nur Ihren Bauch trainieren sollten, sondern auch Rücken und Beine und dass entspannende Elemente auch dabei sein dürfen. So profitieren Körper und Psyche gleichermaßen. Für intensivere Kräftigungsübungen sollten Sie aufgewärmt sein, auch die Dehnungen sind dann effektiver und wohltuender. Es ist ausreichend, unterwegs 5 bis 10 Minuten zügig zu gehen oder zu Hause bei schöner Musik mit Ihrem Kind zu tanzen.

Möchten Sie eine Entspannung oder Meditation durchführen, können Sie dies am Ende, aber auch am Anfang einer Übungseinheit tun. Eine Meditation zu Beginn hat den Vorteil, dass Sie in den nachfolgenden Übungen achtsamer sind.

Was es noch zu beachten gilt

Optimal wäre, wenn Sie es schaffen, 3 bis 4 Mal wöchentlich zu üben. Doch setzen Sie sich bei Ihrer Planung lieber realisierbare Ziele, als Ihre Ansprüche zu hoch zu schrauben. Dies führt nur zu Frust. Hilfreich ist es, wenn Sie feste Termine vorsehen und diese auch konsequent einhalten, sodass das Ganze Struktur bekommt. Wenn Sie jedes Mal überlegen, ob Sie üben sollen, hat Ihr innerer Schweinehund leichtes Spiel mit Ihnen.

Mögliche Beispiele: Ich übe jeden Wochentag 20 Minuten. Ich übe Montag, Mittwoch und Freitag. Ich übe immer, wenn ich eine bestimmte Strecke entlanggehe. Ich führe immer meine Beckenbodenübung durch, wenn ich irgendwo warten muss. Wie könnte Ihr Plan aussehen?

Häufigkeit: Beherzigen Sie grundsätzlich: Besser ist es, häufiger und kürzer zu trainieren als selten und lang.

Wie kann ich Überforderungen vermeiden?

Auch wenn Ihre Motivation groß sein sollte, endlich wieder in die alte Kleidung zu passen oder unangenehme Probleme schnell loszuwerden: Seien Sie bitte gut zu sich! Sie leisten so viel, Sie müssen sich nicht noch freiwillig überanstrengen. Folgende Anregungen helfen Ihnen dabei:

- Beachten Sie Ermüdungzeichen wie eine schlechte oder unsichere Koordination oder Lustlosigkeit. Kräftigungsübungen sollten Sie spätestens dann beenden. Wenn Sie ehrlich mit sich sind, können Sie eine Lustlosigkeit aufgrund von Überforderung auch von einer „Schweinehund-Lustlosigkeit" unterscheiden.
- Gehen Sie während der Kräftigungsübungen nicht bis an Ihre Grenzen: Wenn Sie einen Satz beenden, sollten theoretisch immer noch 2 bis 3 Wiederholungen mehr möglich sein.
- Können Sie Ihren Beckenboden während einer Übung, bei der eine Aktivierung nötig ist, nicht mehr halten, beenden Sie diese.
- Plagt Sie ein stärkerer Muskelkater oder nehmen Verspannungen zu, gönnen Sie sich zumindest einen Tag Pause und reduzieren Sie die Anzahl oder Intensität der Kräftigungsübungen. Wärme wirkt nun sehr wohltuend und lindernd.

■ Verspüren Sie während des Übens plötzlich einschießende, spitze Schmerzen, vergewissern Sie sich, ob Sie die Übung richtig durchführen, reduzieren Sie die Intensität oder streichen Sie die Übung ganz aus Ihrem Programm.

Tipp

Ziel ist es, dass Sie sich nach dem Training erfrischt und aufgetankt oder angenehm erschöpft fühlen. Sind Sie hingegen abgekämpfter und fertiger als zuvor, haben Sie zu viel trainiert.

Sätze und Wiederholungen

Bei den jeweiligen Übungen finden Sie Vorschläge, wie oft Sie einen Bewegungsablauf wiederholen können. Eine Wiederholung beinhaltet sowohl das Anspannen als auch das Lösen der Muskulatur. Die Länge einer Wiederholung entspricht in etwa einem Atemzug. Eine bestimmte Anzahl von Wiederholungen bildet einen Satz.

Anfangs reicht es völlig, einen Satz pro Übung auszuführen. Später können Sie einen zweiten oder dritten Satz hinzunehmen. Zwischen den einzelnen Sätzen sollten Sie eine ein- bis zweiminütige

Pause einlegen. Je anstrengender die Übung, umso länger sollte die Pause sein. Aber wenn Sie ein wenig in sich hineinhören, spüren Sie auch, wann es weitergehen kann.

Aktivieren des Beckenbodens

In den Übungsbeschreibungen finden Sie häufig die Aufforderung, Ihren Beckenboden zu aktivieren. Aktivieren bedeutet, eine leichte bis mittlere Spannung aufzubauen. Ihr Beckenboden ist dann gut vorbereitet, wenn vom Bauchraum her Druck auf den Beckenboden ausgeübt wird. Wichtig ist, dass Sie Ihren Beckenboden nicht loslassen, wenn Sie Ihren Bauchnabel einsaugen. Denn sonst sind die positiven Wirkungen der Übung dahin. Aber spannen Sie den Beckenboden dabei auch nicht maximal an. Die Übungen sind trotzdem effektiv und Sie vermeiden so Nebenwirkungen.

Die Atmung

Lassen Sie sich beim Thema Atmen nicht durch die unterschiedlichen, zum Teil widersprüchlichen Vorgaben verwirren, von denen Sie schon gehört haben. Denn: Sie können atmen, gerade Sie! Warum?

Nun, Sie leben – und Sie haben ein Kind zur Welt gebracht. Alles, was ich im Geburtsvorbereitungskurs über das Atmen gelernt hatte, war bei der Geburt meines Kindes wie weggeblasen, alles vergessen. Ich atmete dennoch weiter, schrie, stöhnte mich durch die Wehen. Es geschah einfach. Aber auch wenn Sie nicht spontan entbunden haben, mussten Sie während der Schwangerschaft lernen, mit dem enormen Gewicht im Bauch und dem Engegefühl im Brustkorb zu atmen. Ich habe Sie noch nicht ganz überzeugt? Dann stellen Sie sich während des Übens doch folgende Fragen:

- Atme ich weiter?
- Fühle ich mich wohl mit meiner Atmung?

Lautet Ihre Antwort beide Male ja, ist alles in Ordnung. Natürlich können Sie darüber hinaus die Bewegungen an Ihren Atemrhythmus anpassen und so der Übung mehr Tiefe geben, sie genussvoller werden lassen. Es soll Sie aber nicht völlig durcheinander bringen.

Ein Gefühl entwickeln

Ist eine Übung noch neu, passiert häufig Folgendes: Wir konzentrieren uns auf einen Aspekt, während ein anderer vernachlässigt wird. Beispielsweise achten wir auf den Beckenboden und schon sind die Schultern wieder vorn. Anders ist es, wenn Sie bereits ein Gesamtgefühl für die Übung entwickelt haben, dann merken Sie sofort, ob alles stimmt oder nicht. Nehmen Sie sich ausreichend Zeit dafür, den Bewegungsablauf zunächst richtig zu lernen. Und dann spüren Sie, wie es sich anfühlt. Es kann Ihnen helfen, wenn Sie dabei für einen Moment die Augen schließen.

Mit Achtsamkeit üben

Übungen wirken effektiver, wenn wir bei der Sache sind. Daran ist nichts Außergewöhnliches, denn Körper und Geist gehören zusammen wie zwei Seiten einer Medaille. Sind Sie achtsam beim Üben, nehmen Sie auch Ihre Belastungsgrenzen deutlicher wahr. Das schützt vor Überforderungen.

Merken Sie, dass Ihre Gedanken abschweifen – was bei dem ganzen Trubel, dem Stress und all der Verantwortung völlig normal ist –, dann versuchen Sie, sich auf die Bewegung oder die Atmung zu konzentrieren. Beschäftigen Sie Ihren Geist mit der Übung. Und flüchtet er erneut, so holen Sie ihn wieder zurück, ohne sich zu ärgern. Es ist ein Kommen und Gehen.

Motivationshilfen

Wer kennt das nicht: Auf den großen Wunsch hin, sein Leben verändern zu wollen, folgen hehre Ziele – die dann kläglich an der Praxis scheitern. Während das miese Gefühl entsteht, wieder einmal versagt zu haben. Dabei sind Sie persönlich gar nicht schuldig!

Denn in den Jahrtausenden, in denen Nahrungsmittel eine knappe Ressource darstellten, war es sehr viel sinnvoller, in der Höhle zu bleiben, als aus Spaß durch den Wald zu laufen. Deshalb fühlt es sich mit Chips auf dem Sofa auch so gut an. Aber glücklicherweise gibt es Wege, der Natur ein Schnippchen zu schlagen.

Setzen Sie sich kleine, realisierbare Ziele

Gehen Sie von dem aus, wie es zurzeit ist, und setzen Sie sich ein Ziel, das Sie in den nächsten Monaten realisieren können. Ein möglichst konkretes. Woran werden Sie merken, dass Sie es erreicht haben? Feiern Sie Ihre Erfolge und belohnen Sie sich. Versuchen Sie aber auch zu akzeptieren, falls Sie es nicht schaffen sollten, Ihr Ziel zu erreichen. Enttäuschung bedeutet, eine Täuschung losgeworden zu sein. Sie können daraus lernen und herausfinden, was tatsächlich möglich ist.

Wohlbefinden und Spaß stehen im Vordergrund

Suchen Sie sich Übungen heraus, die Ihnen tatsächlich gefallen und gut tun. Was nützt eine „perfekte" Übungsabfolge, wenn Sie sie nicht machen? Mögen Sie es lieber intensiver oder sanfter und mit mehr Entspannung? Üben Sie lieber alleine oder mit Freundinnen? In jedem Fall macht es keinen Spaß, sich zu überfordern, und es erschwert beim nächsten Mal ganz sicher das Anfangen.

Koppeln Sie Übungen mit Orten oder bestimmten Situationen

Das funktioniert super und kommt natürlich Mama-Power sehr entgegen. Führen Sie Ihre Übungen am besten immer am gleichen Ort durch. Sie können dabei sehr genau sein und jede einzelne Übung an einen speziellen Platz koppeln. Es reicht aber auch, wenn Sie Ihre gesamte Übungseinheit immer an einem bestimmten Ort durchführen. Wenn ich in unseren Park komme, drängen sich mir meine Übungen förmlich auf, auch wenn ich mit meinen Gedanken ganz woanders bin. Es bieten sich an: schöne Plätze während des täglichen Spaziergangs, Warteschlangen oder Hauseingänge, weil es hier nicht auffällt, wenn man scheinbar tatenlos rumsteht.

Eine andere Variante ist, Übungen mit bestimmten Situationen zu koppeln. Beispielsweise führen Sie jedes Mal Ihre Beckenbodenübungen durch, wenn Sie an einer roten Ampel oder beim Arzt warten oder ihre Zähne putzen.

Hilfreiche Rituale

Nehmen Sie sich bewusst Zeit für sich. Um sich wirklich auf das einzulassen, was Sie tun möchten, bedarf es eines möglichst störungsfreien und sicheren Raums. Der erste Schritt dorthin besteht im Abschalten des Telefons – was zu einem kleinen wichtigen Ritual werden kann. Aber auch die richtige Raumtemperatur oder eine schöne Musik kann sehr hilfreich sein. Was mögen Sie und Ihr Kind gern? Sind Sie unterwegs, suchen Sie sich eine Zeit aus, in der Ihr Kind meist schläft, so kann sich auch Ihr Körper daran gewöhnen, zu einer bestimmten Zeit gefordert zu werden. Suchen Sie sich Plätze, an denen Sie sich wohlfühlen und

Sie möglichst wenig von Ihrer Umgebung abgelenkt werden. Ist Ihr Handy abgeschaltet, kann es losgehen.

Wenn die Übungsabfolge für eine bestimmte Zeit gleich bleibt, kann das Üben selbst auch zu einem Ritual werden. Sie müssen dann nicht mehr darüber nachdenken, was als Nächstes geschehen soll. Es passiert einfach.

Kleine Tricks

- Stellen Sie sich vor, wie gut Sie sich nach dem Üben fühlen werden, und freuen Sie sich schon darauf.
- Gemeinsam üben: Am besten verabreden Sie sich mit zwei weiteren Müttern. Wenn dann eine von ihnen absagt, sind Sie trotzdem nicht allein.
- Belohnen Sie sich nach dem Üben: Wie wäre es mit einem koffeinfreien Latte macchiato in einem schönen Café?
- Bringen Sie kleine Aufkleber an, die Sie an das Üben erinnern, beispielsweise am Badezimmerspiegel, damit Sie beim Zähneputzen Beckenbodenübungen durchführen.
- Wetten Sie mit jemandem, dass Sie für eine bestimmte Zeit durchhalten.
- Erzählen Sie vielen Freunden von Ihrem Vorhaben.

Und los geht's!

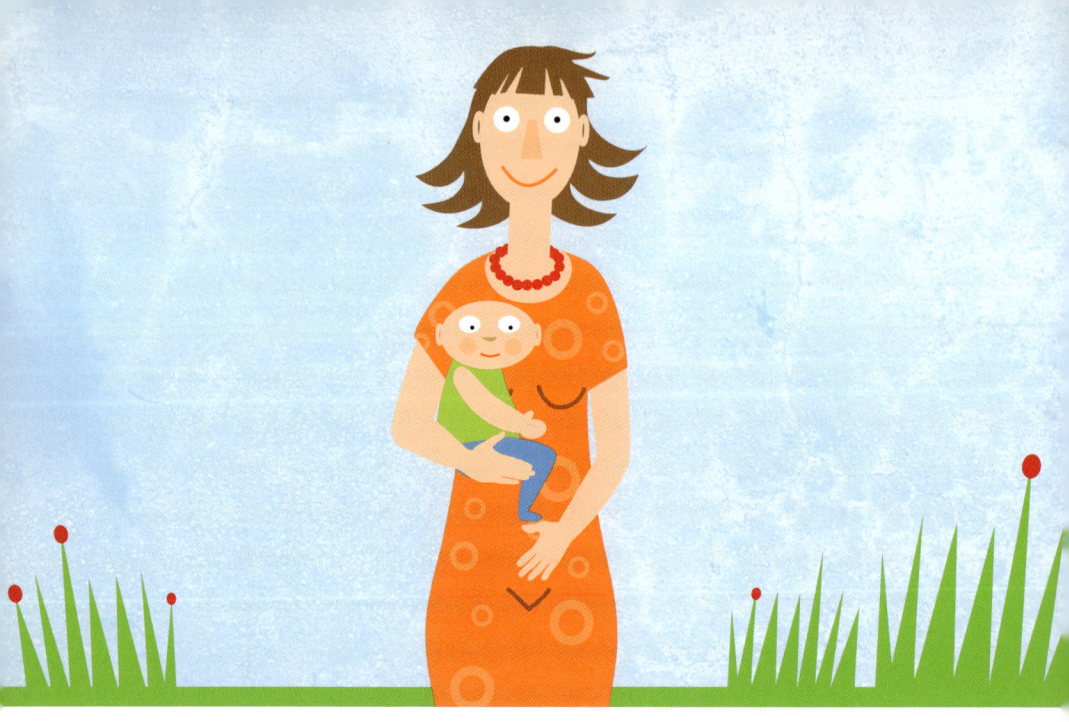

Beckenboden-Basics

Mit den Beckenboden-Basics trainieren Sie sowohl Ihre Wahrnehmung als auch verschiedene Fähigkeiten Ihres Beckenbodens. Sie tragen wesentlich dazu bei, dass Ihr Beckenboden wieder schwingfähig, reaktionsschnell und tragfähig wird. Die Übungen sind mithilfe der Bilder recht einfach zu erlernen, denn unser Körper versteht Bilder viel besser als lange Reden. Und mit Bildern kann man außerdem, einen positiven und spielerischen Bezug zu seinem Beckenboden aufbauen. Vielleicht fallen Ihnen während des Übens ja noch andere Bilder ein?

Kräftigen Alle fünf Kräftigungsübungen lassen sich problemlos beim Spazierengehen, beim Abwaschen, in der Warteschlange im Supermarkt, beim Zähneputzen, oder wann immer Sie möchten, ausführen. Sie sind halt super unauffällig. In den ersten vier Übungen steht der Wechsel zwischen Anspannen und Lösen im Vordergrund. Sie erreichen damit eine Kräftigung des Beckenbodens und verbessern seine Schwingfähigkeit.

Entspannen Die drei kleinen Entspannungsübungen am Ende des Kapitels sind für den ganzen Menschen wohltuend und stressmindernd. Es profitieren also nicht nur Leserinnen mit einem verspannten Beckenboden von ihnen. Viel Genuss damit! Übrigens: Wundern Sie sich nicht, dass bei den ersten beiden Entspannungsübungen der Beckenboden nicht direkt angesprochen wird. Diese wirken über Reflexpunkte wie Stirn, Kiefer, Kehle und den Bereich zwischen Ihren Schulterblättern. Entspannt sich der Reflexpunkt, entspannt sich auch der Beckenboden.

Laute nutzen Deshalb ist es auch möglich mittels verschiedenen Lauten, den Beckenboden noch stärker zu aktivieren oder zu lösen. Zur Aktivierung helfen Explosivlaute wie in Hop, Lik, Lak, Luk, Tik, Tak, Tuk aber auch ein enges CH ist geeignet. Zum Öffnen und Entspannen können Sie Ahh, Mmh oder Ohh nutzen. Probieren Sie das ruhig Mal während einer Übung aus.

WISSEN

Hilfen zum Üben

Die nachfolgenden Basis-Übungen sind am einfachsten im Sitzen zu erlernen. Darüber hinaus ist es hilfreich, anfangs eine Hand unter den Beckenboden zu legen. Das erleichtert die Wahrnehmung. Kontrollieren Sie, dass Ihr Rücken aufrecht bleibt. Beginnen Sie zunächst mit 3 bis 5 Wiederholungen. Haben Sie ein gutes Gefühl dabei, erhöhen Sie die Wiederholungen, bis die Bewegung zäh wird. Bei den Beckenbodenübungen empfiehlt es sich, bei der Anspannung auszuatmen, da das Zwerchfell mit dem Beckenboden zusammenarbeitet. Bringt Sie der angegebene Atemrhythmus jedoch durcheinander, atmen Sie in Ihrem eigenen Rhythmus weiter.

Turnbeutel

Mit dieser ersten Kräftigungsübung sprechen Sie vor allem die äußere Schicht Ihres Beckenbodens an. Sind Sie schon sehr geübt, können Sie zusätzlich noch zwischen dem vorderen vaginalen und dem hinteren analen Bereich unterscheiden. Liegt bei Ihnen eine Harninkontinenz vor, sollten Sie verstärkt den vaginalen Bereich kräftigen, bei einer Stuhlinkontinenz mehr den analen Bereich.

- Stellen Sie sich vor, Ihr Beckenboden wäre das Verschlussband eines Turnbeutels.
- Wenn Sie einatmen, weitet sich der Verschluss.
- Beim Ausatmen ziehen Sie den Turnbeutel zu.

Schwamm

Mit dieser Kräftigungsübung erreichen Sie bereits tiefere Schichten des Beckenbodens, vor allem die mittlere.

- Umschließen Sie in Gedanken mit Ihrem Beckenboden einen Schwamm. Einen schönen Naturschwamm, der frisch aus dem Meer kommt.
- Beim Einatmen weitet sich der Schwamm.
- Beim Ausatmen drücken Sie den Schwamm aus. Ein „Ch"-Laut hilft dabei.

Hinzunehmen können Sie die Vorstellung, Ihre Atmung bestünde aus Wasser. Mit der Einatmung füllt sich der Schwamm, mit der Ausatmung drücken Sie das Wasser Richtung Bauchraum aus. Stellen Sie sich bitte nicht vor, dass Wasser aus Ihrem Körper heraustritt.

Seerose

- Stellen Sie sich vor, Ihr Beckenboden wäre eine Seerose. Wenn Sie einatmen und Luft in Ihren Körper strömt, öffnet sich die Seerose langsam.
- Beim Ausatmen schließen sich die Blütenblätter nach oben. Wenn Sie parallel zur Aktivität Ihres Beckenbodens die Finger einer Hand nach oben schließen und langsam wieder öffnen, verstärken Sie das Bild noch.
- Besonders genussvoll wird die Übung, wenn Sie sich vorstellen, dass während des Öffnens Licht aus der Blüte strömt und sich in Ihrem ganzen Körper verteilt.

Wenn Sie schon ein sehr feines Gespür für Ihren Beckenboden haben, probieren Sie, die Seerosenblätter bei der Einatmung nicht einfach loszulassen, sondern sie langsam, bremsend zu öffnen. Denn Muskulatur arbeitet nicht nur, wenn man sie verkürzt. Denken Sie einmal daran, wie Ihre Armmuskulatur aktiv wird, wenn Sie eine Tasche langsam auf dem Boden abstellen.

Grashalme zupfen

Beim Grashalmzupfen trainieren Sie vor allem die Schnellkraft Ihres Beckenbodens. Die brauchen Sie zum Beispiel, wenn Sie springen oder schnell etwas hochheben wollen. Wiederholen Sie die Übung, bis Ihr Beckenboden ermüdet und Sie merken, dass die Bewegung zäh wird.

- Stellen Sie sich vor, Sie umschließen mit Ihrem Beckenboden einen Grashalm, um ihn dann plötzlich abzuzupfen.
- Besonders Fitte können probieren, einmal mehr mit dem vorderen und einmal mehr mit dem hinteren Beckenbodenbereich die Grashalme zu zupfen.

Tipp

Sie sind sich nicht ganz sicher, ob Ihre innerste Beckenbodenmuskulatur auch wirklich arbeitet? Dann testen Sie es – wie auf Seite 30 beschrieben.

43

Beckenbodenpäckchen

Das Beckenbodenpäckchen ist die letzte und intensivste der Kräftigungsübungen. Sie erreichen mit dieser Übung einen sicheren Verschluss des Beckenbodens, alle Schichten werden dabei trainiert. Darüber hinaus üben Sie, die Spannung über mehrere Atemzüge zu halten. Vergessen Sie dabei aber nicht das Atmen und das anschließende Lösen.

- Aktivieren Sie die drei Schichten Ihres Beckenbodens, indem Sie alle Öffnungen fest schließen, Ihre Sitzbeinhöcker zusammenziehen und Ihren Beckenboden einsaugen.

- Halten Sie die Spannung 2 bis 3 Atemzüge. Die einströmende Luft weitet jetzt mehr Ihren seitlichen Brustkorb als Ihren Bauch.

- Mit 1 bis 2 tiefen Atemzügen und einem Ahh! lösen Sie den Beckenboden dann wieder vollständig.

Ist diese Übung zu anstrengend für Sie, können Sie sie auch dynamisch, also im Wechsel, durchführen: Beim Ausatmen spannen Sie alle drei Schichten des Beckenbodens an, beim Einatmen löse Sie sie wieder.

WISSEN

Was den Beckenboden noch kräftigt

Liebeskugeln sind Hohlkugeln aus Kunststoff, die in die Scheide eingeführt werden. Ist der Beckenboden weit, verhindert man durch Anspannen, dass sie herausrutschen. Oder man bringt sie in Schwingungen, tanzt mit ihnen... Nach der Geburt sollte aber alles gut verheilt sein. Eine andere Möglichkeit, den Beckenboden zu stärken, ist das Singen. Wenn Sie dabei nicht pressen, sondern einen schönen Resonanzraum entstehen lassen, ist Ihr Beckenboden daran maßgeblich beteiligt. Er schwingt gemeinsam mit Ihrem Zwerchfell und Sie kräftigen ihn so auf eine sehr natürliche Art.

Endlich eine Dusche

Jetzt haben Sie sich eine kleine Entspannung redlich verdient! Hierfür schließen Sie am besten Ihre Augen und stellen Sie sich vor, Sie würden nach einer langen Wanderung oder einem anstrengenden Tag endlich unter der Dusche stehen und das herrlich warme Wasser fließt über Ihr Gesicht:

- Erspüren Sie, wie Ihre Stirn weich wird und sich glättet. Ihr Kiefergelenk lässt los und ein „Ahh" oder „Mmh" entweicht Ihrem Mund. Das warme Wasser perlt über Ihre Schultern, die gleich mitfließen möchten. Dann über Ihren Rücken und Ihr Gesäß. Und auch Ihr Gesäß lässt mithilfe des wohlig warmen Wassers los und entspannt sich angenehm.
- Genießen Sie für einen Moment dieses schöne Gefühl

Ausgiebig gähnen

Und noch eine kleine Übung zur Entspannung Ihres Beckenbodens und vieler anderer Muskeln, die sich gut zwischendurch anwenden lässt. Außerdem macht Sie Gähnen wacher. Oder haben Sie das Glück, trotz Baby die Nächte durchschlafen zu können?

- Falls Sie draußen unterwegs sind, suchen Sie sich einen unbeobachteten Platz. Atmen Sie mit weit geöffnetem Mund tief ein, legen Sie dabei Ihren Kopf in den Nacken und gähnen Sie, was das Zeug hält. Wahrscheinlich lässt sich Ihr ganzer Körper anstecken, möchte sich strecken. Geben Sie dem Gefühl ruhig nach.
- Nach diesem kleinen Exzess halten Sie einen Moment inne, atmen tief und entspannt durch und genießen das frische, angenehme Körpergefühl.

Wohltuendes Beckenbouncen

Diese Entspannungsübung eignet sich am besten für zu Hause. Sie bringen dabei mittels Schwingungen Ihren Beckenboden in eine gute Spannung. Das fördert die Durchblutung, schult Ihre Wahrnehmung und fühlt sich sehr gut an.

- Legen Sie sich auf den Rücken. Die Füße sind aufgestellt, wobei die Unterschenkel senkrecht stehen, also nahe beim Gesäß sind. Ihre Arme liegen neben dem Körper, Ihre Kiefergelenke sind gelöst.
- Drücken Sie nun Ihre Füße etwas in den Boden und heben Sie das Becken minimal an, nur etwa einen Zentimeter. Dann lassen Sie es leicht auf den Boden „prellen".

Sie können diese Übung unterschiedlich ausführen:

- Entweder 3 bis 5 Mal, das Becken bleibt dann nach jedem „Aufprall" auf dem Boden liegen und Sie spüren der Schwingung nach.
- Oder Sie bouncen 10 bis 20 Mal zügig hintereinander aus und genießen danach die wohltuende Durchblutung Ihres Beckens.
- Besonders wenn Sie unter einem verspannten Beckenboden leiden, bietet sich nun eine nachfolgende Dehnung an – vorausgesetzt, Sie mögen es. Hierfür bleiben Sie in Rückenlage mit aufgestellten, aber geschlossenen Füßen. Lassen Sie dann Ihre Knie nach außen sinken. Ihre Beine bilden ein Viereck, die Fußsohlen berühren einander und in der Beininnenseite entsteht ein Zug. Lassen Sie mit jeder Ausatmung Ihre Beine etwas schwerer werden und genießen Sie für ein paar Minuten diese Position.

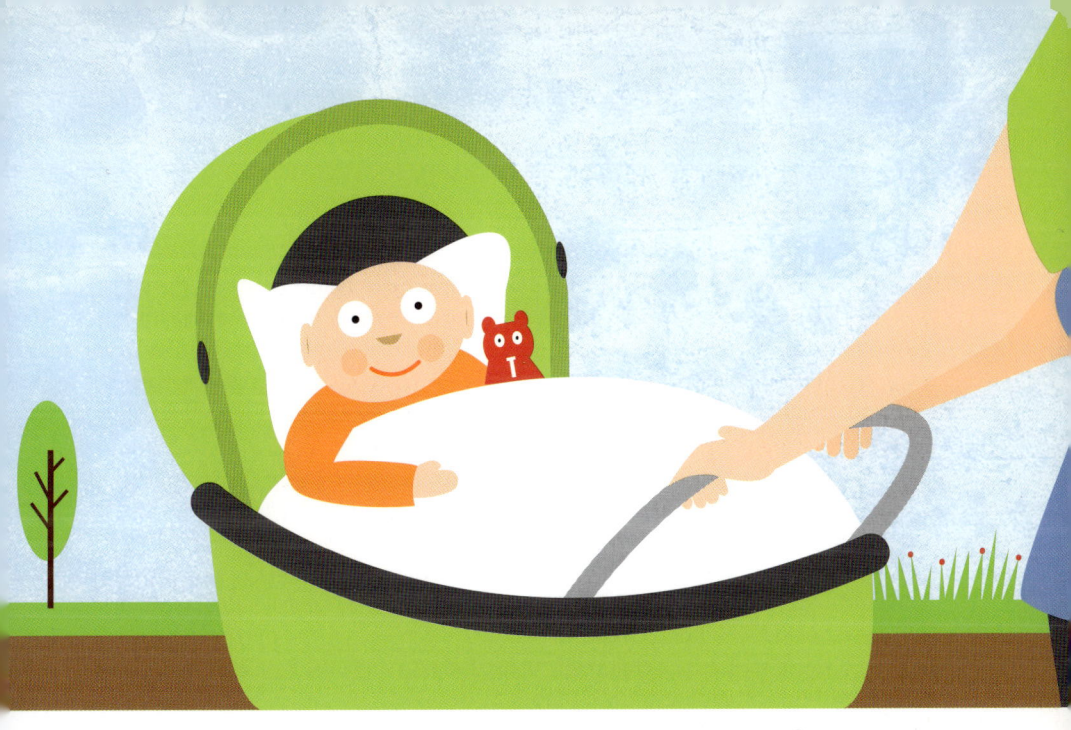

Übungen am Kinderwagen

Mit den Übungen für unterwegs möchte ich Sie einladen, Ihren täglichen Spaziergang auch als Erlebnisraum für sich selbst zu entdecken. Denn auch Kräftigungsübungen bieten Ihnen die Gelegenheit, in sich hineinzuhorchen – wodurch sie sehr genussvoll werden können. Sie lernen in diesem Kapitel vor allem Übungen zur Mobilisierung des Schultergürtels, zur Körperformung und zur Beckenbodenaktivierung kennen. Die meisten Übungen sind eher unauffällig, sodass Sie sie unbeobachtet durchführen können. Also, los geht's!

Beckenschaukel

Die Beckenschaukel eignet sich sehr gut, um die Wahrnehmung für unsere Mitte zu sensibilisieren. Sie sorgt für eine gute Durchblutung und macht geschmeidig. Darüber hinaus wirkt diese Übung sehr wohltuend, wenn Ihr Beckenboden oder Ihr unterer Rücken verspannt sein sollte.

Und so geht's

- Sie stehen hinter dem Kinderwagen, während Ihre Hände locker den Lenkbügel umfassen. Ihre Beine sind hüftbreit geöffnet, die Knie leicht gebeugt, Ihr Rücken ist aufgerichtet und entspannt.
- Kippen Sie nun Ihr Becken abwechselnd vor und zurück – unabhängig vom restlichen Körper. Stellen Sie sich vor, Sie möchten beim Schaukeln Anschwung geben. Kippen Sie Ihr Becken nach vorn, wird Ihr Bauch lang, richten Sie Ihr Becken nach hinten auf, wird Ihr Bauch kurz.
- Ihr Rücken bleibt dabei aufgerichtet, Ihr Schultergürtel locker.
- Lassen Sie einen ruhigen und angenehmen Rhythmus entstehen, Ihre Atmung hilft Ihnen dabei. Können Sie spüren, in welcher Phase der Bewegung Ihr Beckenboden aktiv ist?
- Zum Abschluss genießen Sie für einen Moment Ihr geschmeidiges und gut durchblutetes Becken.

Dauer: Wiederholen Sie den Ablauf 20 Mal oder solange es sich gut anfühlt.

Tipp

Fällt es Ihnen schwer, Ihr Becken im Stehen isoliert zu bewegen? Dann probieren Sie es zunächst im Sitzen oder Liegen. Weil Sie hier einen Widerstand spüren, ist es so leichter zu erlernen.

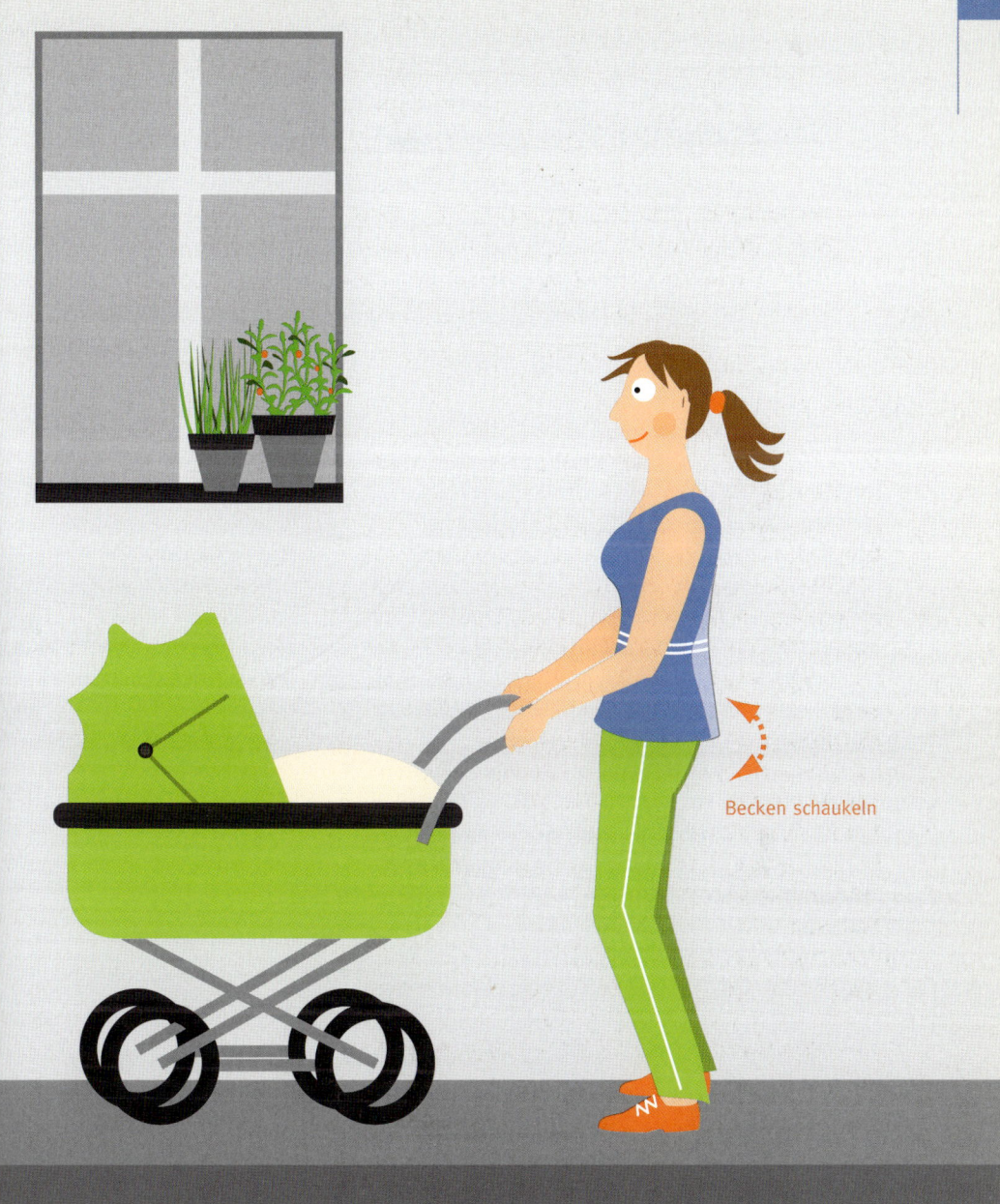

Becken schaukeln

Hüftstrecker

Neigen Sie zu einem Hohlkreuz? Dann empfiehlt sich diese Dehnübung für Sie. Aber auch für alle, die viel sitzen, ist sie sehr sinnvoll. Voraussetzung für die Übung ist, dass Sie Ihr Becken unabhängig von Ihrem Oberkörper bewegen können.

Und so geht's

- Gehen Sie in Schrittstellung, ein Bein ist vorne. Während Ihre Hände locker den Lenkbügel des Kinderwagens umgreifen, hebt die Ferse des hinteren Beines vom Boden ab. Stehen Sie zu wackelig, verbreitern Sie den Schritt etwas zur Seite.
- Richten Sie nun Ihr Becken stark nach hinten auf und verweilen Sie so. Ihr Bauch wird dabei kurz, Ihr unterer Rücken lang. Wäre an Ihrem Steißbein ein langer Pinsel angebracht, würde er zwischen Ihren Beinen einen Strich von hinten nach vorn malen.
- Ihr Rücken bleibt trotz dieser ungewohnten Position aufgerichtet und entspannt. Atmen Sie weiter und spüren Sie in die Leiste des hinteren Beines hinein. Falls Sie hier keine Dehnung spüren, vergrößern Sie die Schrittlänge etwas.
- Halten Sie die Dehnung 20 Sekunden.
- Anschließend wechseln Sie die Seite, nun steht das andere Bein vorn.

Dauer: Dehnen Sie im Wechsel jede Seite 3 bis 4 Mal, jeweils 20 Sekunden.

Tipp

Testen Sie einmal, wie oft Sie bei einer Dehnung von 20 Sekunden atmen. Dann brauchen Sie später nicht mehr auf die Uhr zu schauen – und Sie hören auch nicht auf zu atmen.

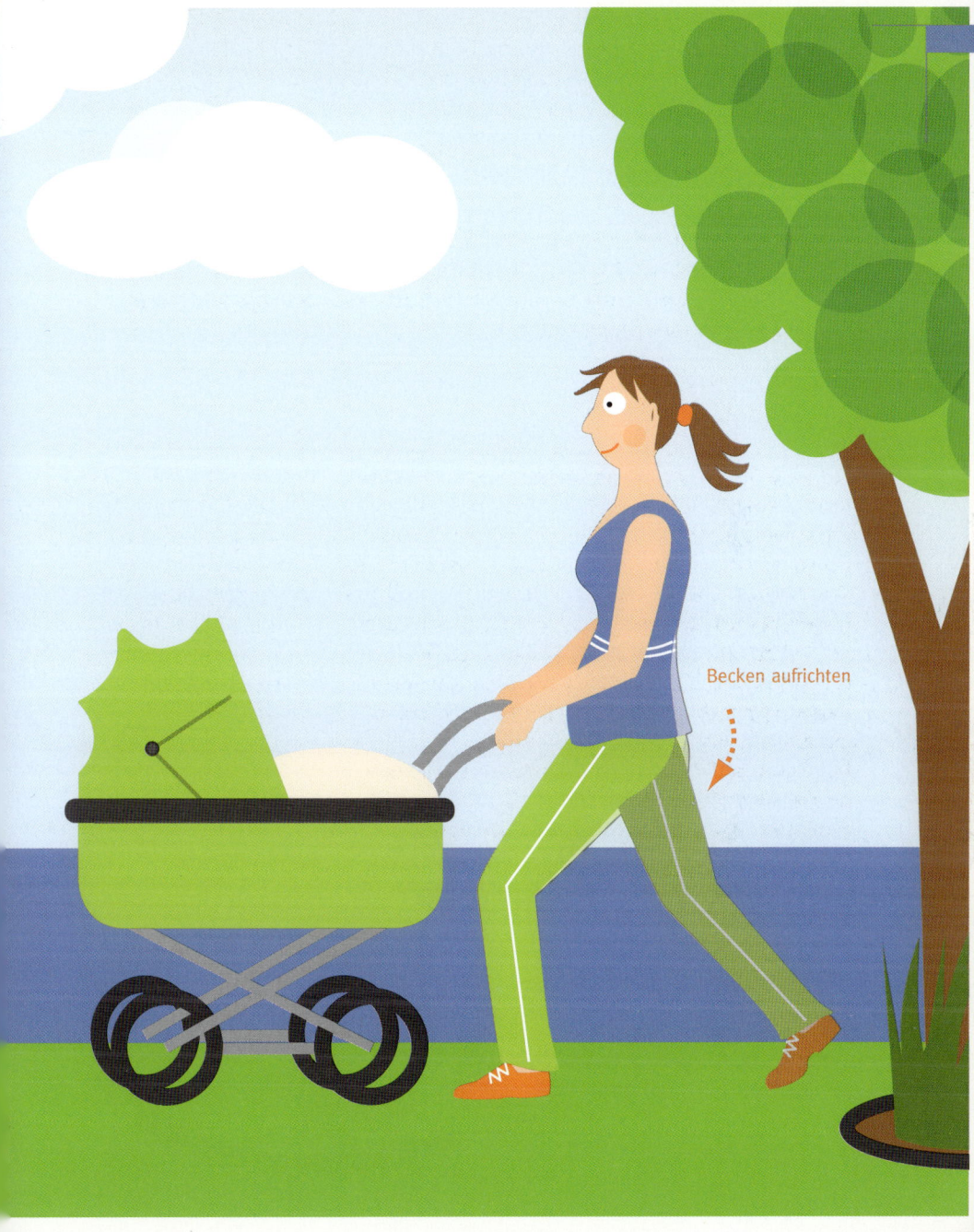

Becken aufrichten

Armstrecker

Gerade wenn der Umgang mit dem Baby noch nicht so geübt ist, halten wir es oft mit verspanntem Schultergürtel und stark gebeugtem Handgelenk. Mit dieser Übung, die sich auch gut im Gehen durchführen lässt, können Sie Ihre Unterarmmuskulatur wieder entspannen.

Und so geht's

- Sie stehen hinter dem Kinderwagen, die Beine sind hüftbreit geöffnet, die Knie leicht gebeugt.
- Die rechte Hand greift locker um den Lenkbügel. Die Finger der linken Hand liegen auf dem Lenkbügel.
- Richten Sie sich auf und lassen Sie Ihre Schulterblätter in den Rücken sinken.
- Drücken Sie nun Ihr rechtes Handgelenk sanft nach unten, sodass Ihre Handinnenfläche nach vorn zeigt und die Armunterseite gedehnt wird.
- Atmen Sie weiter und halten Sie die Dehnung 20 Sekunden lang. Spüren Sie in die Dehnung hinein.
- Lösen Sie die Hand langsam wieder, bewegen Sie Handgelenk und Finger.
- Dann kommt der andere Arm.

Dauer: Dehnen Sie im Wechsel jede Armseite 3 bis 4 Mal, jeweils 20 Sekunden, oder solang es sich gut anfühlt.

Tipp

Gerade bei Verspannungen ist es wichtig, dass Sie langsam in die Dehnung hinein- und wieder herausgehen. Sie sollten einen deutlichen, aber noch angenehmen Zug spüren. Ihr Handgelenk darf nicht schmerzen.

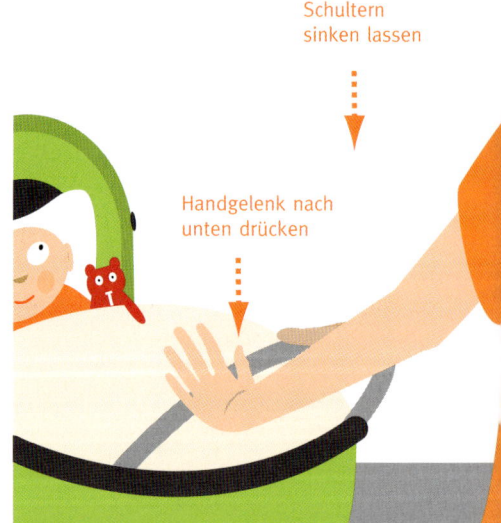

Schultern sinken lassen

Handgelenk nach unten drücken

Genussübung

Mit dieser einfachen, aber auch sehr effektiven Übung entspannen und erwärmen Sie Ihren Schultergürtel. Machen Sie ein kleines Fest daraus. Die Atmung und ausgiebiges Seufzen helfen dabei. Ist die Übung im Gehen auch so angenehm, können Sie dies natürlich gern tun.

Und so geht's

- Sie stehen aufgerichtet und entspannt hinter dem Kinderwagen. Ihre Knie sind leicht gebeugt, Ihr Nacken ist lang, Ihre Hände halten locker den Lenkbügel.
- Lassen Sie nun Ihre Schultern kreisen – von vorn nach hinten.
- Wenn Sie möchten, kombinieren Sie Atmen und Bewegen: Während Sie langsam und genüsslich einatmen, als würden Sie an einer Blume schnuppern, heben Sie Ihre Schultern. Mit einem „Mmh" oder „Aah" lassen Sie die Schultern wieder sinken.
- Lassen Sie einen angenehmen Rhythmus entstehen.
- Halten Sie nach der Übung kurz inne. Spüren Sie, wie geschmeidig und gut durchblutet Ihr Schultergürtel nun ist?

Dauer: Solange es Ihnen gut tut.

Tipp

Der Schulter-Nacken-Bereich reagiert bei Verspannungen sehr empfindlich und nicht jede Übung ist für jeden geeignet. Probieren Sie aus, was für Sie besonders wohltuend ist.

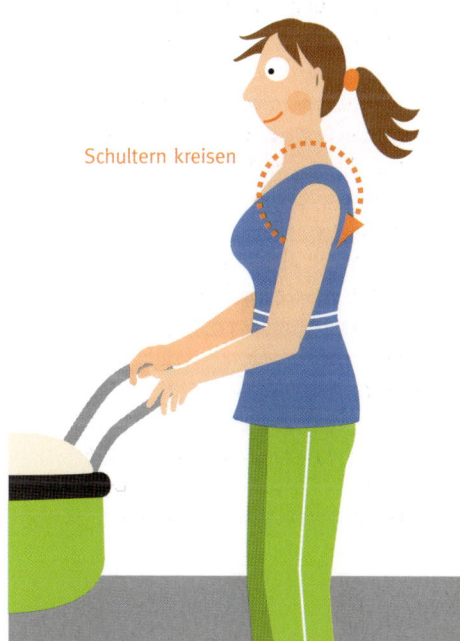

Schultern kreisen

Kopfhänger

Warum nicht auch mal den Kopf hängen lassen? Mit dieser einfachen Übung können Sie sich Ihrem Nacken und dem Bereich zwischen den Schulterblättern liebevoll zuwenden. Aber unser Kopf ist ganz schön schwer, schauen Sie also, wie viel Gewicht Ihrem Schultergürtel gut tut.

Und so geht's

- Sie stehen aufrecht und entspannt hinter dem Kinderwagen. Ihre Knie sind leicht gebeugt, Sie halten locker den Lenkbügel.
- Verlagern Sie Ihr Körpergewicht auf die Fußmitte und rollen Sie nun langsam den Kopf nach vorn ab, bis ein Dehngefühl im Nacken und vielleicht auch bis in den Rücken hinein spürbar wird. Ihr Rücken bleibt dabei aufrecht.
- Wenn Sie eine verspannte Stelle besonders spüren, halten Sie für 2 bis 3 Atemzüge inne: Mit der Einatmung dehnen Sie den verspannten Bereich. Beim Ausatmen lassen Sie die Stelle ganz bewusst los – und schicken ein Lächeln dorthin.
- Rollen Sie Ihren Kopf langsam wieder auf und spüren Sie für einen Moment der Übung nach.

Dauer: Wiederholen Sie den Ablauf 1 bis 3 Mal.

TIPP

Achten Sie bei der Übung darauf, dass Ihr Rücken aufrecht bleibt und Ihr Körpergewicht in der Fußmitte zu spüren ist.

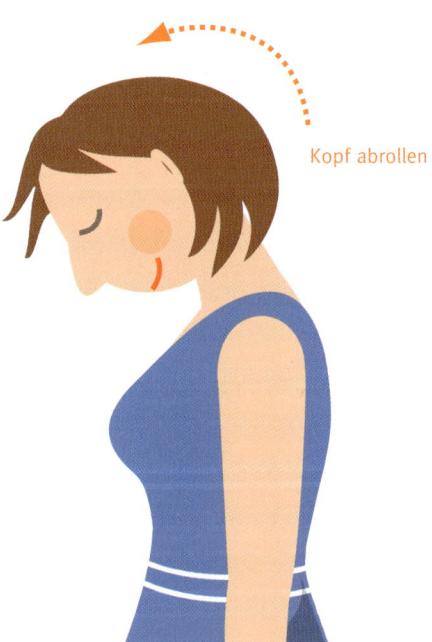

Kopf abrollen

Schulterblick

Beim Schulterblick dehnen Sie dynamisch Ihre Hals-, Brust- und Armmuskulatur, sodass sie geschmeidiger und gut durchblutet wird. Wenn Sie mit Ihrer Aufmerksamkeit im Schultergürtel, in Armen und Händen verweilen, kann die Übung genussvoller und effektiver werden.

Und so geht's

- Sie stehen im hüftbreiten Stand hinter dem Kinderwagen. Ihre Knie sind leicht gebeugt, Ihr Rücken ist aufgerichtet und entspannt.
- Eine Hand hält locker den Lenkbügel, den anderen Arm führen Sie gestreckt nach hinten und drehen ihn so, dass die Handfläche nach vorne zeigt.
- Drehen Sie den Kopf langsam in die andere Richtung, sodass ein angenehmer Zug zwischen Ohr und Schulter entsteht. Bevor die Bewegung stockt, drehen Sie den Kopf zurück, bis Sie wieder nach vorn schauen.
- Ihre Hand ist dabei offen und „wach", fühlend. Ihre Schulterblätter sinken nach unten.
- Genießen Sie abschließend für einen Moment Ihr jetziges Körpergefühl.

Dauer: Wiederholen Sie den Ablauf 10 Mal, dann wechseln Sie die Seite.

TIPP

Bei dieser Übung ist es wichtig, dass Ihr Kopf aufrecht bleibt. Wenn Sie sich vorstellen, Sie lauschen einem schönen Klang hinter sich, fällt es leichter.

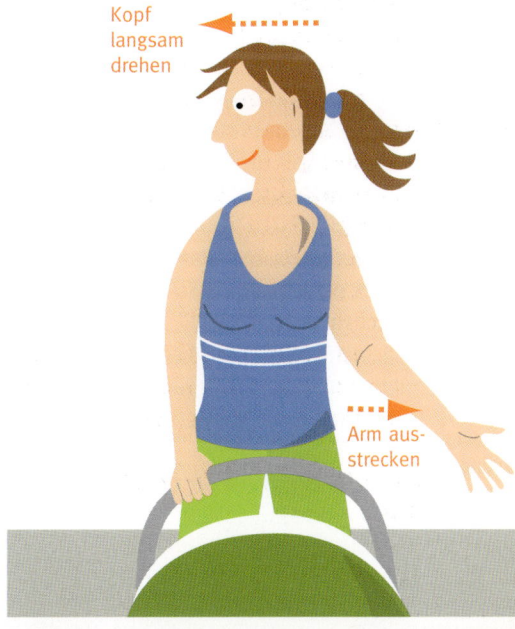

Kopf langsam drehen

Arm ausstrecken

Progressive Muskelentspannung

Mit dieser Übung können Sie Verspannungen der Nackenmuskulatur vorbeugen oder auch lösen. Allerdings gilt hier nicht das Prinzip: Viel hilft viel! Diese Übung lässt sich auch im Gehen durchführen, vorausgesetzt, Sie können gut spüren, ab wann Sie zu viel Spannung aufbauen.

Und so geht's

- Ihre Knie sind leicht gebeugt, Ihr Rücken ist aufgerichtet, Ihre Hände umgreifen locker den Lenkbügel.
- Nehmen Sie Ihre Schultern ein wenig zurück und aktivieren Sie Ihren Beckenboden, sodass eine leichte Beckenbodenspannung zu spüren ist.
- Greifen Sie nun langsam immer fester zu, bis Sie eine Spannung im Schulter-Nacken-Bereich spüren. Aber nicht zu stark, die Spannung sollte noch angenehm sein.
- Ihr Rücken bleibt aufgerichtet.
- Halten Sie diese Spannung für 2 bis 3 Atemzüge.
- Mit der nächsten Ausatmung lösen Sie die Anspannung in Händen, Armen, Schultern, Nacken und Beckenboden wieder vollständig. Unterstützen Sie das Lösen durch ein hörbares „Ahh!"
- Nach einer kurzen Pause können Sie einen weiteren Durchgang anschließen.
- Zum Abschluss spüren Sie der Übung für einen Moment nach. Ihr Schultergürtel sollte sich jetzt warm und entspannt anfühlen.

Dauer: Wiederholen Sie die Übung 1 bis 3 Mal – oder solang es Ihnen gut tut.

Tipp
Für Sie und Ihr Baby ist es besser, wenn Sie es möglichst wenig sitzend tragen – zumindest so lange, bis es selbstständig sitzen kann. Halten Sie Ihr Baby lieber in der Bauch-, Rücken- oder Seitlage.

Nussknacker

Diese Übung eignet sich ideal, um Ihre Gesäßmuskulatur zu kräftigen und zu straffen. Egal, ob Sie gerade an der Supermarktkasse stehen oder an einer roten Ampel warten. Darüber hinaus entspannen Sie mit dieser Übung Ihren unteren Rücken.

Und so geht's

- Sie stehen im hüftbreiten Stand hinter dem Kinderwagen. Ihre Knie sind leicht gebeugt, Ihr Rücken ist aufgerichtet und entspannt. Sie halten locker den Lenkbügel.
- Spannen Sie nun Ihre Gesäßmuskulatur an, als wollten Sie zwischen Ihren Pobacken eine Nuss knacken und lösen Sie die Spannung anschließend wieder.
- Spüren Sie, wie sich Ihr Becken dabei ein wenig vor und zurück bewegt? Führen Sie die Bewegungen im fließenden Wechsel aus.
- Zum Abschluss öffnen Sie Ihre Schließmuskeln und lösen Ihre Gesäßmuskulatur mit ein paar tiefen Atemzügen.
- Sie können die Nüsse auch sitzend knacken. Hierzu setzen Sie sich vorne auf einen Stuhl, strecken die Beine aus und richten Ihren Rücken auf.

Dauer: Wiederholen Sie die Übung 10 bis 20 Mal.

Tipp

Wenn es Ihnen angenehm ist, passen Sie die Bewegung Ihrem Atemrhythmus an. So kann die Übung besonders intensiv werden: ausatmen = anspannen, einatmen = lösen.

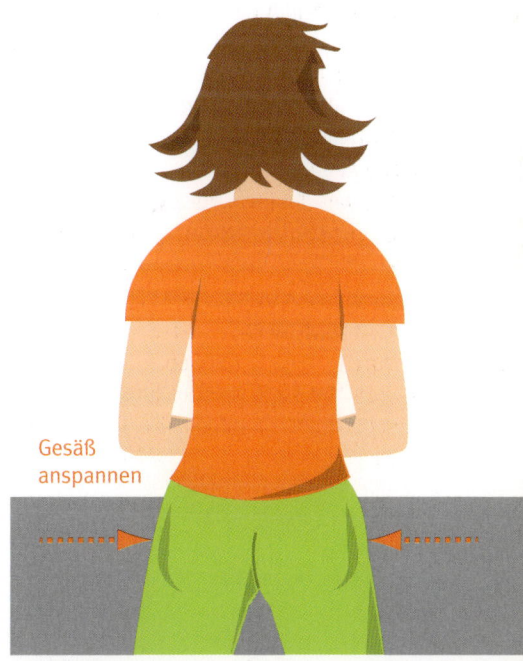

Gesäß anspannen

Bauchpresse

Mit der Bauchpresse helfen Sie Ihrem Bauch wieder in Form, Sie können Rückenschmerzen lindern und Sie schützen so Ihre Wirbelsäule, beispielsweise wenn Sie etwas anheben müssen. Haben Sie ein Gefühl für die Übung entwickelt, können Sie sie auch gehend durchführen.

Und so geht's

- Sie stehen im hüftbreiten Stand hinter dem Kinderwagen, Ihre Knie sind leicht gebeugt. Ihr Rücken ist aufgerichtet.
- Aktivieren Sie nun Ihren Beckenboden und saugen Sie dann Ihren Bauchnabel ein. Anschließend lösen Sie die Spannung wieder. Beachten Sie, dass Sie immer zuerst Ihren Beckenboden aktivieren, bevor Sie die Bauchspannung aufbauen, siehe auch Seite 36.
- Entsteht während der Anspannung ein Gefühl, als würden Sie ein inneres Korsett tragen, und zieht gleichzeitig Ihr Steißbein tief, ist es genau richtig.
- Wenn es Sie nicht zu sehr durcheinanderbringt, können Sie die Übung auch gut Ihrem Atemrhythmus anpassen: ausatmen = anspannen und einatmen = lösen.
- Für die Bauchpresse gilt ebenfalls das Bild auf der Seite gegenüber.

Dauer: 5 bis 15 Wiederholungen. Sobald Sie merken, dass Ihr Beckenboden loslässt, beenden Sie die Übung.

Achten Sie darauf, dass Ihr Beckenboden während der Bauchpresse auch wirklich aktiv ist. Wenn er es nicht ist, weichen die Bauchorgane nach unten aus und die positiven Effekte sind dahin.

Kraftvolle Mitte

In Ihrem Alltag gibt es immer wieder Situationen, bei denen Ihr Beckenboden auch über mehrere Atemzüge aktiv bleiben muss, beispielsweise
wenn Sie Ihr Kind tragen. Hier haben Sie die Möglichkeit, das zu üben. Ist
die Übung verinnerlicht, können Sie sie auch im Gehen durchführen.

Und so geht's

- Sie stehen im hüftbreiten Stand hinter dem Kinderwagen. Ihre Knie sind
  leicht gebeugt, Ihr Rücken ist aufgerichtet und entspannt. Sie halten den
  Lenkbügel mit lockerem Griff.
- Bauen Sie nun eine mittlere Beckenbodenspannung auf. Wenn Sie möchten,
  nutzen Sie Bilder wie die Seerose, siehe Seite 43. Halten Sie Ihren Beckenboden für einen Moment, kneifen ihn
  aber nicht zu.
- Atmen Sie weiter.
- Können Sie spüren, wie Ihre quere
  Bauchmuskulatur mitarbeitet und Ihre
  Einatmung jetzt mehr Ihren Brustkorb
  als Ihren Bauch bewegt?
- Nach 2 Atemzügen lassen Sie Ihren
  Beckenboden mit einer tiefen Bauch-
  atmung wieder vollständig los.

Dauer: Halten Sie die Anspannung zunächst über 2 Atemzüge. Verlängern Sie
dann auf 4 oder auch mehr Atemzüge.

Tipp

**Bei einer mittleren Spannung ist Ihr
Beckenboden am tragfähigsten. Wie
bei einer Räuberleiter: Sind die Hände zu schlapp, funktioniert sie nicht –
aber genauso wenig, wenn sie zu fest
verschränkt sind.**

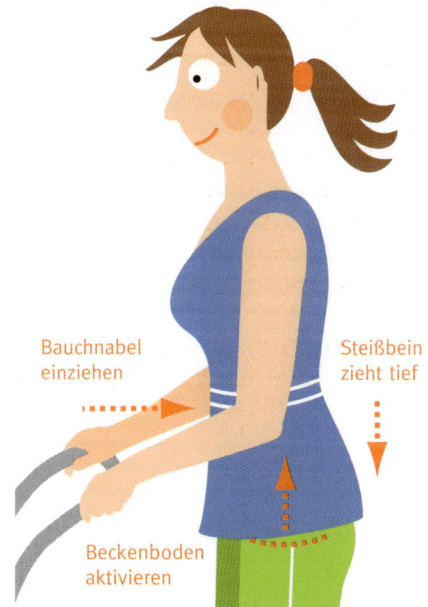

Bauchnabel
einziehen

Steißbein
zieht tief

Beckenboden
aktivieren

Druck und Zug

Hier spannen Sie im Wechsel die Brust- und Rückenmuskulatur sowie die Oberarmrück- und - vorderseite an. So kräftigen Sie diese Partien. Das ist nicht so schwer, die eine Hand drückt, während die andere zieht. Wissen Sie, wie die Übung abläuft, können Sie sie auch im Gehen durchführen.

Und so geht's

- Sie stehen aufgerichtet und entspannt, Ihre Knie sind leicht gebeugt. Greifen Sie etwa schulterbreit den Lenkbügel, Ihre Arme sind nicht ganz durchgestreckt.
- Ihre Schulterblätter sinken tief, sodass Ihr Brustbereich weit wird. Versuchen Sie, diese Öffnung während der gesamten Übung aufrechtzuerhalten.
- Aktivieren Sie nun Ihren Beckenboden und geben Sie mit einer Hand Druck nach vorn auf den Lenkbügel, während gleichzeitig die andere Hand nach hinten zieht.
- Wechseln Sie dann stetig die Seiten. Sie können während der Druckphase Ihre Hand öffnen, während Sie sie beim Ziehen locker schließen.
- Achten Sie darauf, dass Ihr Rücken gerade bleibt und Ihr Schultergürtel nach vorn ausgerichtet ist.
- Atmen Sie ruhig weiter und lassen Sie eine fließende Bewegung entstehen.

Dauer: 10 bis 20 Mal Druck und Zug oder so lange, wie Ihr Beckenboden aktiv ist.

Tipp

Wenn wie hier viel Muskelaktivität im Spiel ist, ist es oft nicht einfach, den Beckenboden zu erspüren. Sollten Sie Ihren Beckenboden prinzipiell nicht gut wahrnehmen, beschäftigen Sie sich bitte zunächst mit dem Kapitel „Wunderbare Welt des Beckenbodens".

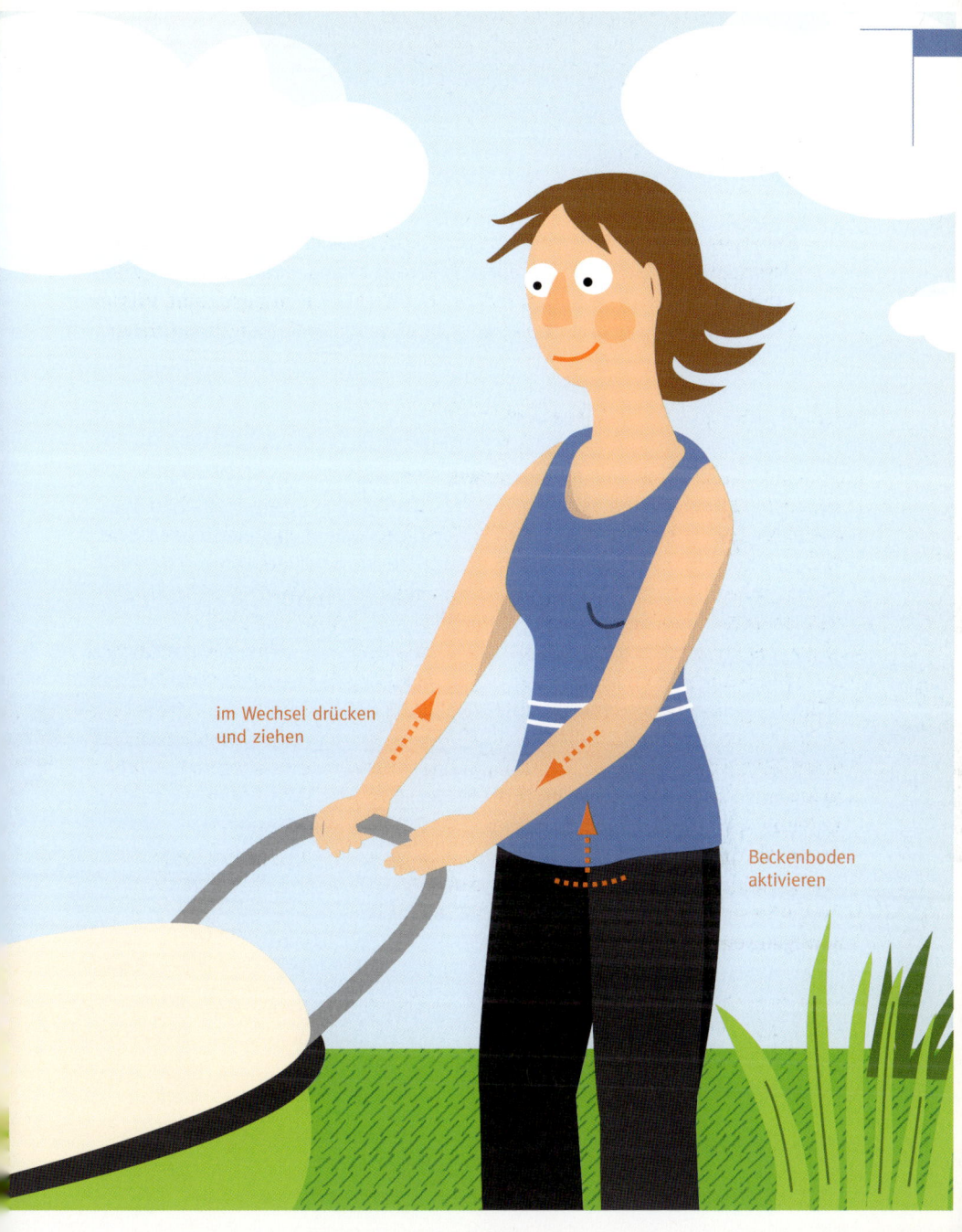

Bahnschranke

Die Bahnschranke ist eine Übung für besonders Fitte zur Stärkung der Schulter- und Rückenmuskulatur. Meist ist es angenehm, hinterher noch eine Mobilisierungsübung wie den Schulterblick anzuschließen. Wissen Sie, wie die Übung abläuft, können Sie sie auch im Gehen durchführen.

Und so geht's

- Sie stehen aufgerichtet und mit leicht gebeugten Knien am Kinderwagen.
- Auch Ihre Ellenbogen sind leicht gebeugt und Ihre Hände locker am Lenkbügel.
- Aktivieren Sie Ihren Beckenboden.
- Üben Sie nun mit dem ganzen Arm einen Zug nach oben aus, während gleichzeitig Ihre Schulterblätter nach unten ziehen und lösen Sie die Spannung wieder auf.
- Der Lenkbügel bewegt sich dabei nur ein minimales Stück, Ihr Kinderwagen bleibt am Boden, Ihre Handgelenke sind gerade.

Dauer: Wiederholen Sie die Übung 10 bis 20 Mal – oder solang es sich gut anfühlt.

Tipp

Bitte achten Sie bei dieser Übung darauf, dass Ihr Beckenboden dem Druck von oben standhält, Sie Ihre Schultern tief ziehen und Ihr Griff nicht zu fest wird.

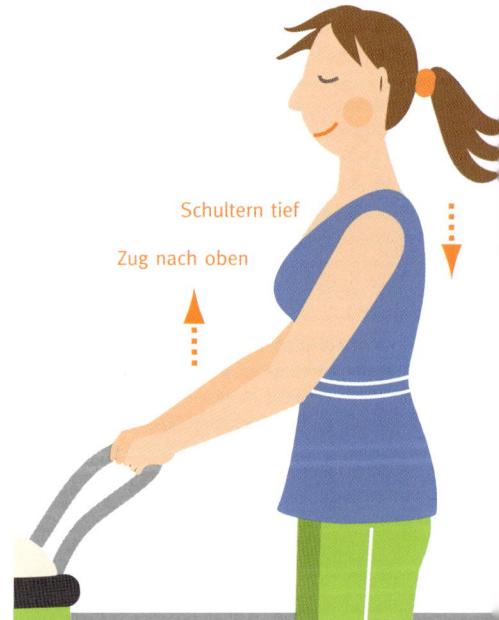

Schultern tief

Zug nach oben

Langer Lenkbügel

Mit dem langen Lenkbügel erzielen Sie eine Kräftigung des oberen Rückens und eine Dehnung der Halsmuskulatur, wodurch Ihre Aufrichtung und Ihre positive Ausstrahlung unterstützt werden. Haben Sie ein Gefühl für diese Übung entwickelt, können Sie sie auch im Gehen durchführen.

Und so geht's

- Ihre Beine sind hüftbreit geöffnet, Ihre Knie leicht gebeugt.
- Greifen Sie den Lenkbügel möglichst weit außen und von unten, sodass Sie auf Ihre Fingerspitzen schauen. Falls Ihr Kinderwagen keinen geraden Lenkbügel hat oder dieser Griff sich gar nicht gut anfühlt, können Sie auch normal von oben greifen.
- Ziehen Sie den Kinderwagen so nah zu sich heran, dass sich Ihre Ellenbogen am Oberkörper befinden. Hier bleiben sie während der ganzen Übung.
- Richten Sie sich auf und nehmen Sie Ihre Schultern ein wenig zurück.
- Aktivieren Sie Ihren Beckenboden.
- Dann ziehen Sie den Lenkbügel – scheinbar – auseinander und lösen die Spannung wieder. Es entsteht eine Spannung im oberen Rücken sowie ein Zug an der Halsmuskulatur.

Dauer: 10 bis 20 Wiederholungen.

Tipp

Sehr angenehm ist es, im Anschluss an diese Übung den Schultergürtel zu entspannen, beispielsweise eignet sich der „Kopfhänger" gut dazu.

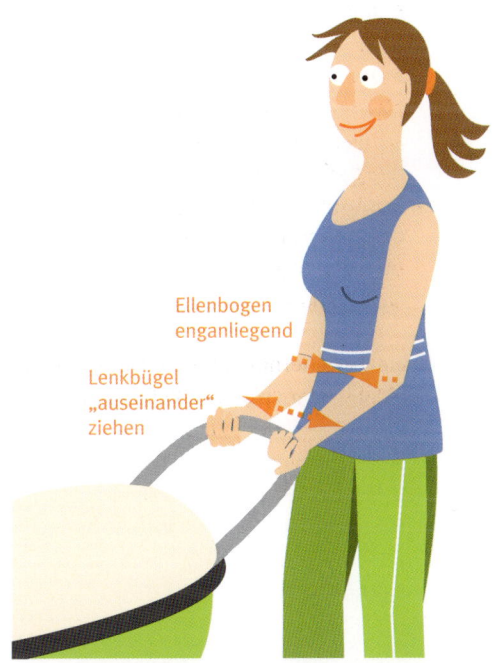

Ellenbogen enganliegend

Lenkbügel „auseinander" ziehen

Kurzer Lenkbügel

Der Busen verliert durch Schwangerschaft und Stillen oft sein jugendliches Aussehen, was ganz schön frustrieren kann. Mit dieser Übung können Sie dem etwas entgegenwirken. Neben der Brustmuskulatur wird hierbei auch Ihre Armmuskulatur gekräftigt.

Und so geht's

Tipp

Achten Sie bitte darauf, dass Sie bei der Übung nicht aufhören zu atmen und der Brustbereich weit bleibt.

- Sie stehen aufgerichtet und entspannt am Kinderwagen, Ihre Knie sind leicht gebeugt.
- Greifen Sie schulterbreit um den Lenkbügel. Ihre Ellenbogen sind seitlich etwas gebeugt, sodass Arme und Lenkbügel eine Art Kreis bilden.
- Nehmen Sie Ihre Schultern nach hinten unten, hier bleiben sie während der ganzen Übung.
- Aktivieren Sie nun Ihren Beckenboden und drücken Sie den Lenkbügel – scheinbar – zusammen und lösen Sie die aufgebaute Spannung wieder. Ihre Hände bleiben dabei immer am selben Platz.
- Spüren Sie in sich hinein: Wie viel Anspannung tut Ihnen gut?

Dauer: 10 bis 20 Wiederholungen.

Variante für Fitte

- Während Sie Ihren Beckenboden aktivieren und den Lenkbügel zusammendrücken, saugen Sie nun gleichzeitig noch den Bauchnabel ein.
- Bitte bauen Sie aber nur so viel Spannung auf und führen Sie nur so viele Wiederholungen durch, wie Ihr Beckenboden auch halten kann.

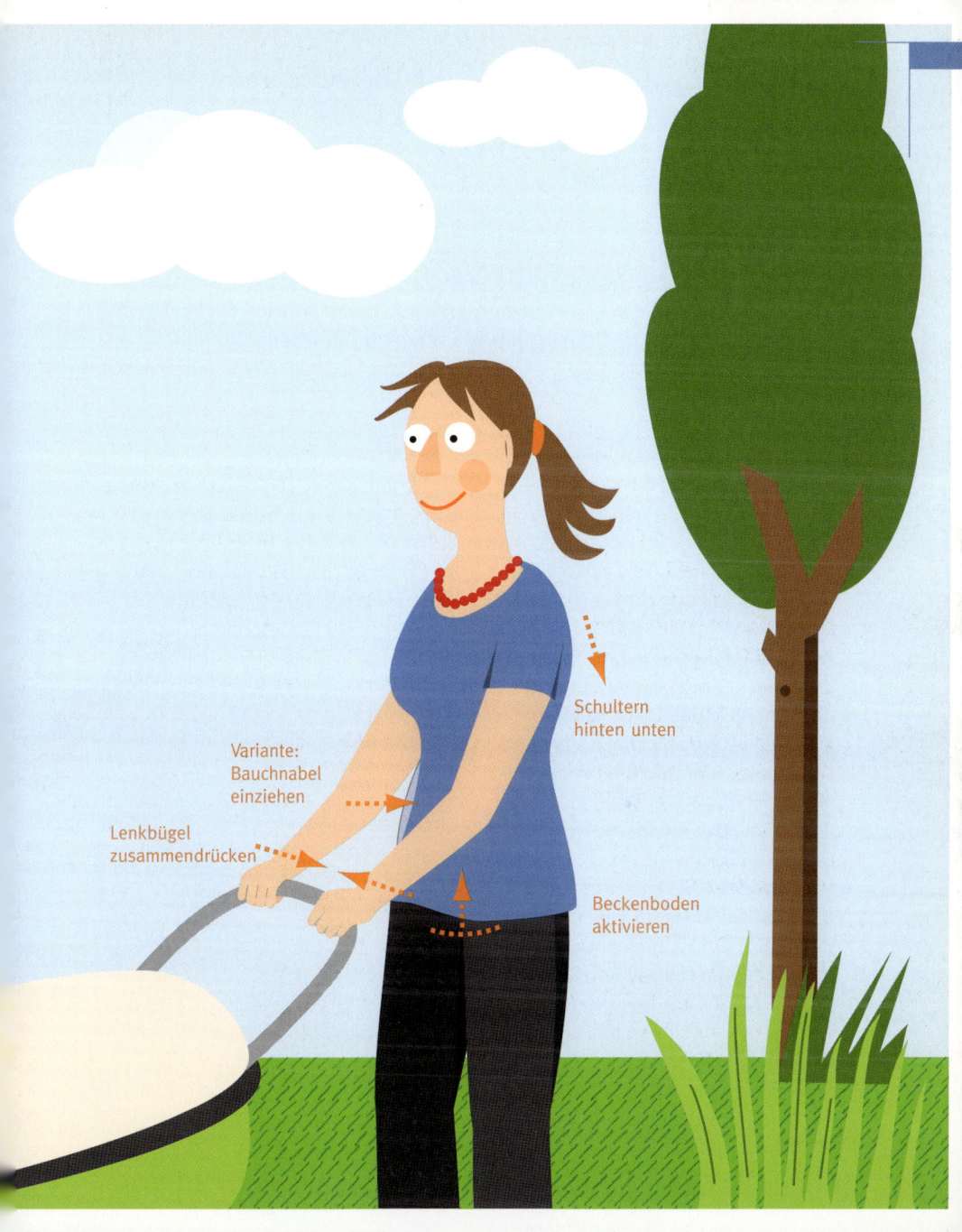

Variante:
Bauchnabel
einziehen

Lenkbügel
zusammendrücken

Schultern
hinten unten

Beckenboden
aktivieren

Rumpfstabilisator

Den besonders Fitten unter Ihnen möchte ich diese Übung ans Herz legen, denn sie kräftigt fast die gesamte Rumpfmuskulatur. Sie unterstützen damit Ihre Aufrichtung und werden belastbarer. Wenn Sie wissen, wie es geht, lässt sich die Übung auch im Gehen durchführen.

Und so geht's

- Sie stehen aufgerichtet und mit leicht gebeugten Knien hinter dem Kinderwagen.
- Umfassen Sie locker den Lenkbügel, Ihre Arme sind fast gestreckt. Ihre Schultern nehmen Sie ein wenig zurück, sodass der Brustbereich ganz weit wird.
- Aktivieren Sie nun Ihren Beckenboden und saugen Sie Ihren Bauchnabel ein. Gleichzeitig üben Sie von oben Druck auf den Lenkbügel aus und lösen ihn wieder auf. Der Kinderwagen bleibt dabei am Boden.
- Während Sie den Lenkbügel nach unten drücken, ist Ihr Beckenboden aktiv. Es entsteht ein Spannungsgefühl in der gesamten Rumpfmuskulatur.
- Ihre Körperhaltung vermittelt Ihnen ein stolzes Gefühl, Sie runden Ihren Rücken also nicht ein.

Dauer: 5 bis 15 Wiederholungen.

Tipp

Fühlen Sie sich sicher beim Anwenden der Übung, können Sie Ihre Hände auch flach, also offen auf den Lenkbügel legen. Das ist besonders bei Verspannungen angenehmer.

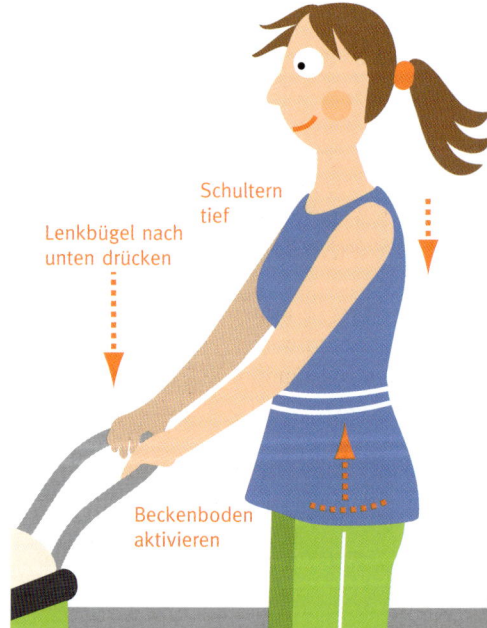

Schultern tief

Lenkbügel nach unten drücken

Beckenboden aktivieren

Stabile Halswirbelsäule

So ein Kopf ist ganz schön schwer – und kommt dann noch eine ungünstige Haltung dazu, ist die Halsmuskulatur schnell überfordert. Daher ist es überaus sinnvoll, sie zu kräftigen. Doch gehen Sie behutsam vor, vor allem wenn Sie unter Verspannungen oder Kopfschmerzen leiden.

Und so geht's

- Stellen Sie sich aufrecht und entspannt hin, Ihre Knie sind leicht gebeugt.
- Eine Hand umfasst locker den Lenkbügel des Kinderwagens, die andere Hand legen Sie seitlich, oberhalb des Ohrs, an den Kopf. Lassen Sie Ihre Schultern schwer werden und nach unten sinken.
- Bauen Sie langsam Spannung auf, indem Sie mit dem Kopf gegen die Handfläche drücken. Ihr Kopf bleibt dabei gerade.
- Probieren Sie aus, wie viel Druck für Sie angenehm ist. Halbe Kraft ist völlig ausreichend.
- Atmen Sie weiter und lösen Sie die Spannung nach 10 Sekunden langsam und vollständig wieder.
- Dann wechseln Sie die Seite.

Dauer: Halten Sie die Spannung je Seite 10 Sekunden lang. Wiederholen Sie die Übung nach Bedarf mehrmals pro Seite.

Tipp

Fühlt sich Ihre Halsmuskulatur nach der Übung nicht gut an, schließen Sie noch eine Übung zum Entspannen an und reduzieren Sie den Druck beim nächsten Mal.

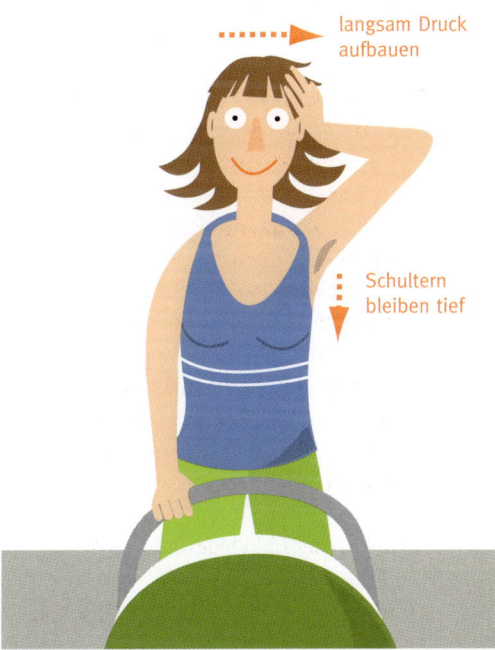

langsam Druck aufbauen

Schultern bleiben tief

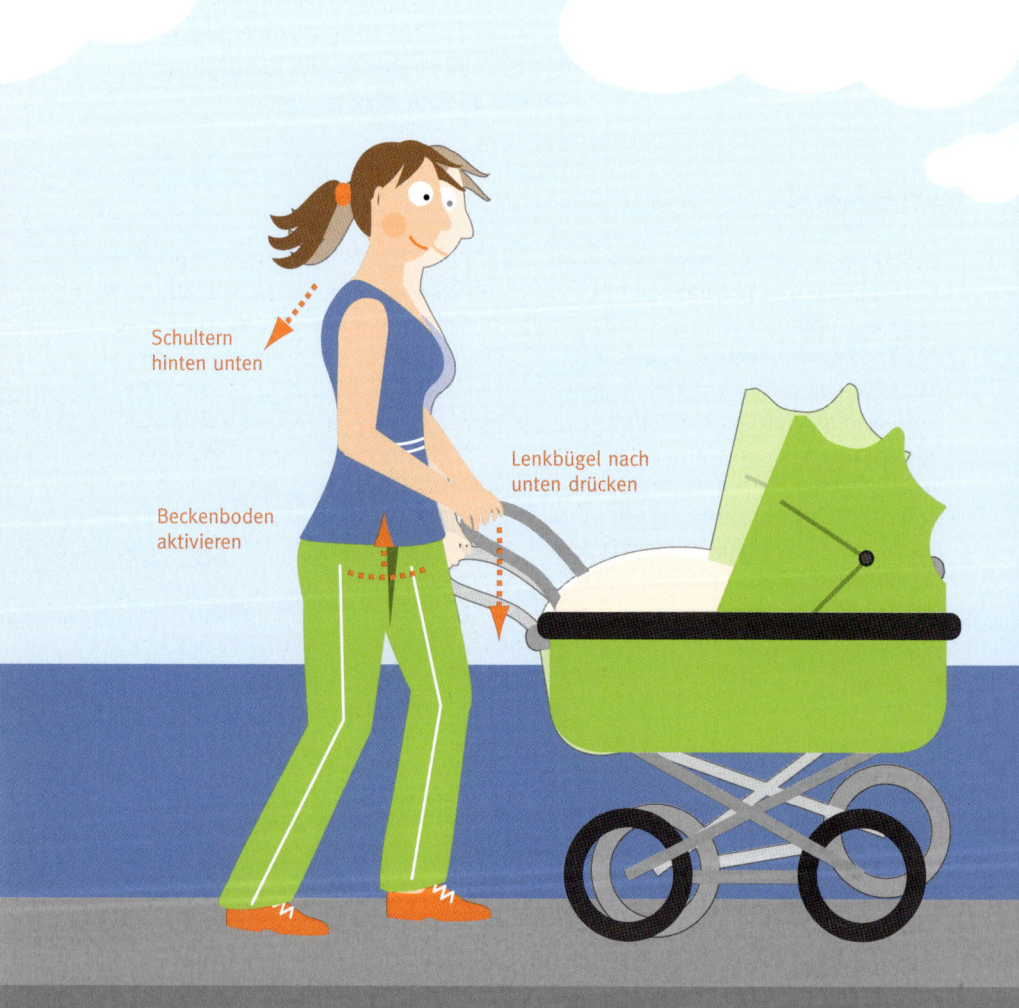

Schultern
hinten unten

Lenkbügel nach
unten drücken

Beckenboden
aktivieren

Fledermausflügel

Das Bindegewebe der Oberarme besitzt die unangenehme Eigenschaft, während der Schwangerschaft und Stillzeit weich zu werden. Mit den nächsten Übungen können Sie den „Fledermausflügeln" entgegenwirken. Außerdem bewältigen Sie so rückengerecht jeden Bordstein.

Und so geht's

- Sie stehen in Schrittstellung am Kinderwagen, Ihre Knie sind leicht gebeugt, Sie greifen schulterbreit den Lenkbügel.
- Richten Sie sich auf und ziehen Sie Ihre Schulterblätter nach hinten unten.
- Ihre Arme sind angewinkelt, die Oberarme bleiben während der gesamten Übung am Körper fixiert. Stellen Sie sich vor, sie wären angeklebt.
- Aktivieren Sie Ihren Beckenboden. Dann drücken Sie den Lenkbügel beidarmig nach unten, sodass Sie den Kinderwagen ein wenig anheben, und lassen ihn langsam wieder zurück Richtung Boden. Ihre Handgelenke bleiben immer gerade, es bewegen sich nur Ihre Unterarme.

Dauer: Führen Sie 10 bis 20 Wiederholungen aus – oder so viele, wie es sich für Sie und Ihr Baby gut anfühlt.

Variante für Fitte
- Halten Sie den Kinderwagen mehrmals 10 Sekunden lang leicht angehoben. Ist der Untergrund eben, lässt sich diese Übung auch gut im Gehen durchführen.

Tipp

Bei dieser Übung passiert es leicht, dass der Rücken rund wird. Richten Sie sich deshalb bewusst auf, sodass ein „stolzes Körpergefühl" entsteht.

Einarmiger Bandit

Dies ist die schwerste Übung für die Armrückseite. Sie sollten sie wirklich nur durchführen, wenn Sie zumindest 5 Wiederholungen – mit einer guten Technik und ohne dass Ihre Belastungsgrenze erreicht ist, hinbekommen. Diese Übung eignet sich nur für den Stand.

Und so geht's

- Sie stehen in Schrittstellung am Kinderwagen, Ihre Knie sind leicht gebeugt.
- Greifen Sie mit einer Hand die Mitte des Lenkbügels. Sie stehen dann ein wenig versetzt zum Kinderwagen. Der andere Arm hängt entspannt herab.
- Der Arm, der den Kinderwagen hält, ist angewinkelt, sodass der Ellenbogen am Rumpf anliegt. Der Oberarm bleibt während der gesamten Übung am Körper fixiert. Nehmen Sie die Schultern etwas zurück.
- Aktivieren Sie nun Ihren Beckenboden und drücken Sie den Lenkbügel einarmig nach unten, sodass der Kinderwagen ein wenig angehoben wird, und lassen Sie ihn langsam wieder ab. Es bewegt sich dabei nur Ihr Unterarm. Ihr Handgelenk bleibt gerade.
- Und jetzt die andere Seite!

Dauer: Je Seite 5 bis 15 Wiederholungen.

Tipp

Wenn Sie bei dieser Übung nicht viel an der Armrückseite spüren, bewegt sich wahrscheinlich Ihr ganzer Arm. Ihre Ellenbogen sollen aber am Oberkörper fixiert sein.

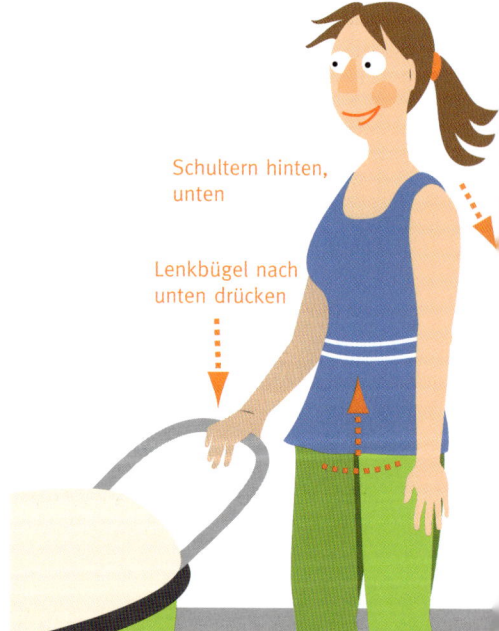

Schultern hinten, unten

Lenkbügel nach unten drücken

Körperhaus verschieben

Da Fuß- und Beckenbodenmuskulatur miteinander in Verbindung stehen, aktivieren Sie mit dieser Übung auch ohne bewusstes Zutun Ihren Beckenboden. Darüber hinaus kräftigt sie Ihre Bein- und Bauchmuskulatur und verbessert Ihre Balance.

Und so geht's

- Sie stehen seitlich am Kinderwagen, mit weit geöffneten Beinen. Fußspitzen und Knie zeigen nach außen.
- Umfassen Sie mit einer Hand von unten die Stange, die zum Lenkbügel führt. Der andere Arm ist neben dem Körper. Die Handfläche zeigt nach vorn, sodass Ihre Brust weit und offen sein kann. Ihr Rücken ist aufgerichtet.
- Heben Sie nun Ihre Fersen ein wenig an, lassen Sie Ihr Steißbein sinken und verschieben Sie Ihr Körperhaus (Becken, Brustkorb und Kopf) in einem Guss abwechselnd vom rechten zum linken Bein. Im Rücken selbst findet keine Bewegung statt.
- Nehmen Sie Ihren Kinderwagen mit.
- Ihre Fersen bleiben während der Übung angehoben, Ihre Schultern sind hinten unten. Atmen Sie weiter.

Dauer: Je Seite 5 bis 15 Mal oder solang es sich gut anfühlt.

Tipp

Sollte die Übung unangenehm für Ihre Knie sein, liegt dies vermutlich daran, dass Ihre Knie nach innen ausweichen oder Sie sich zu weit nach rechts und links hinausschieben.

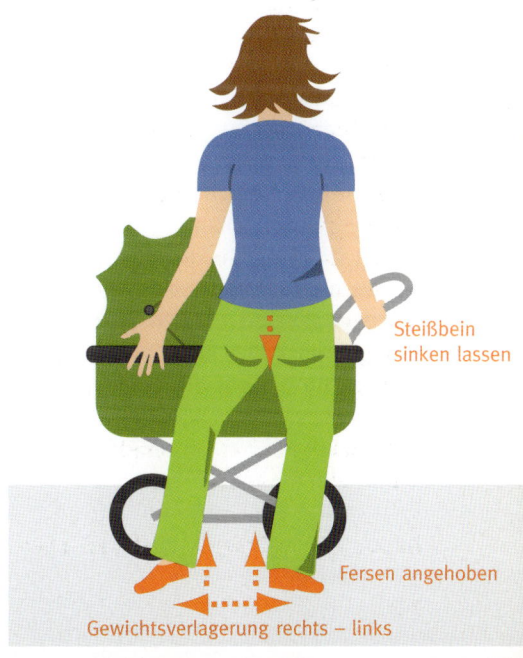

Steißbein sinken lassen

Fersen angehoben

Gewichtsverlagerung rechts – links

Wiegeschritt

Ihr Kind in den Schlaf zu wiegen, wird durch diese Übung auch für Sie selbst zur Wohltat. Genießen Sie den angenehmen Rhythmus, während Sie gleichzeitig Ihre Fuß- und Beckenbodenmuskulatur aktivieren. Ganz nebenbei kann sich auch Ihr Schultergürtel entspannen.

Und so geht's

- Sie stehen in Schrittstellung, ein Bein ist vorn. Ihre Füße sind annähernd parallel. Ihre Hände umfassen locker den Lenkbügel.
- Richten Sie sich auf und lassen Sie Ihre Schulterblätter in den Rücken sinken. Sie brauchen sie dafür nicht herunterzuziehen, sondern lassen sie einfach nur schwer werden („Ahh!").
- Verlagern Sie nun Ihr Gewicht in das vordere Bein, Ihre hintere Ferse hebt dabei ab. Können Sie spüren, wie eine Aufrichtung durch Ihren Körper läuft?
- Und dann wieder zurück, beide Füße sind am Boden, Ihr Gewicht ist gleichmäßig auf beide Füße verteilt.
- Haben Sie den Ablauf verstanden, können Sie auch die Armbewegung hinzunehmen. Ist Ihr Gewicht vorn, strecken Sie die Arme, ist Ihr Gewicht in der Mitte, beugen Sie die Arme und ziehen den Kinderwagen zu sich heran. Ihre Schulterblätter machen die Armbewegung mit und gleiten über den Rücken. Genießen Sie die angenehme wiegende Bewegung.
- Anschließend wechseln Sie die Seite.

Dauer: 10 bis 30 Wiederholungen oder solang es schön für Sie beide ist.

TiPP

Achten Sie darauf, dass Sie auch die Außenseiten Ihrer Füße spüren, Ihre Innenknöchel also nicht nach unten absacken. Denn sonst verändert sich die ganze Beinstatik.

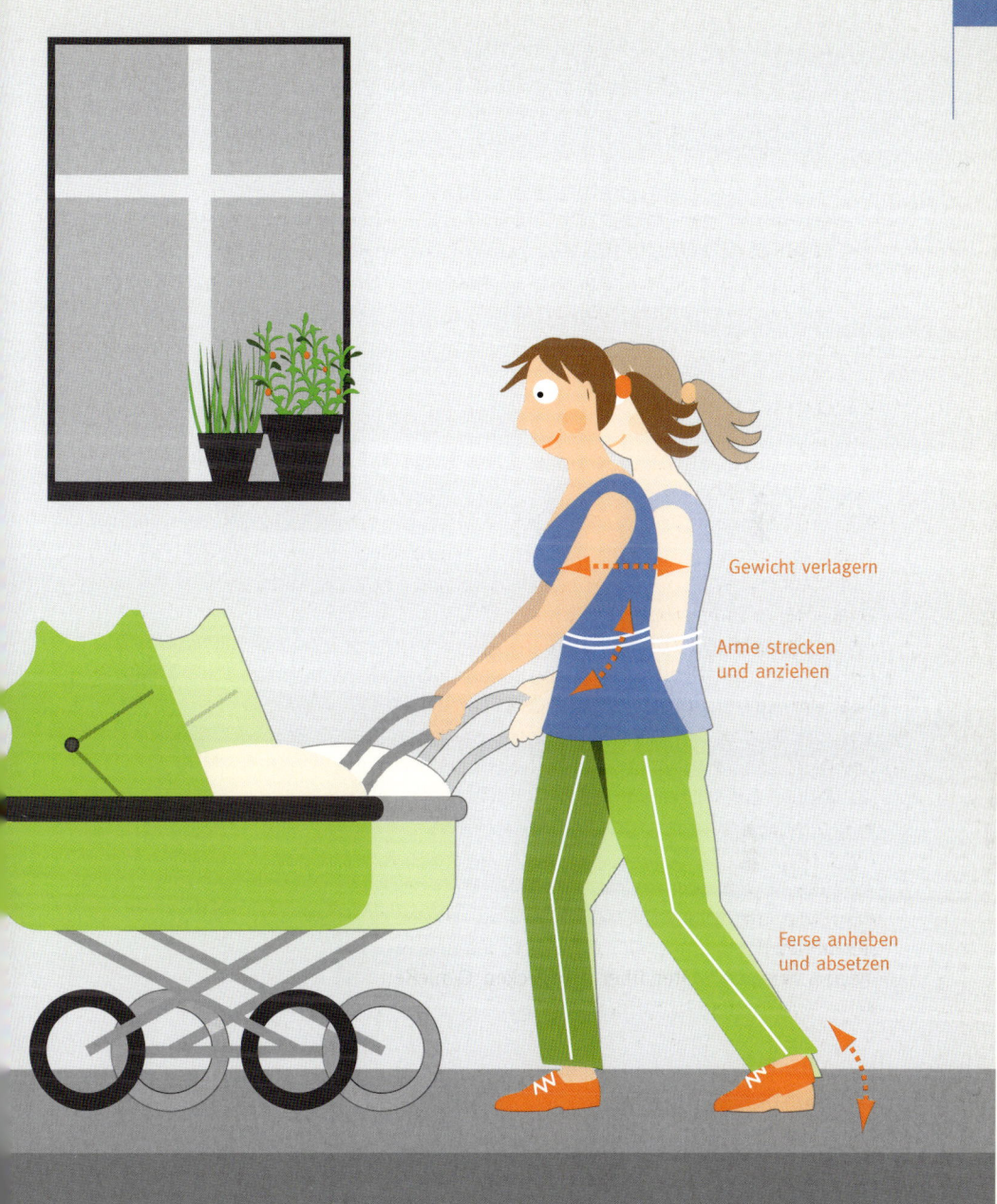

Gewicht verlagern

Arme strecken
und anziehen

Ferse anheben
und absetzen

Einbeinstand

Mit dem Einbeinstand schulen Sie zugleich Ihre Balance, stabilisieren Ihre Mitte und kräftigen Ihre Beinmuskulatur. Ärgern Sie sich also nicht, wenn Sie irgendwo stehen und warten müssen. Nutzen Sie lieber die Gelegenheit, um sich etwas Gutes zu tun.

Und so geht's

- Sie stehen auf einem Bein am Kinderwagen, das Knie leicht gebeugt, Ihr Körpergewicht lastet auf der Fußmitte. Die Fußspitze des anderen Beins ist locker aufgestellt.
- Ihr Körper ist aufgerichtet, die Schultern sind unten, der Kopf ist leicht. Ihr Becken sackt also nicht seitlich ab.
- Aktivieren Sie nun Ihren Beckenboden und Ihre Bauchmuskulatur und lösen Sie Ihren Griff so weit, dass Sie mit der Balance spielen können. Wenn Sie kurzzeitig fester zugreifen, lösen Sie den Griff hinterher wieder.
- Können Sie wahrnehmen, dass Ihr Zentrum ganz wichtig für Ihr Gleichgewicht ist?
- Atmen Sie weiter und balancieren Sie für 10 bis 20 Sekunden je Seite.

Dauer: Wiederholen Sie die Gesamtübung nach Belieben mehrmals.

TiPP

Versuchen Sie bei dieser Übung, Haltung durch Balance zu ersetzen. Es entsteht dann ein leichtes, aufgerichtetes, verspieltes Gefühl. Bewegungen sind möglich.

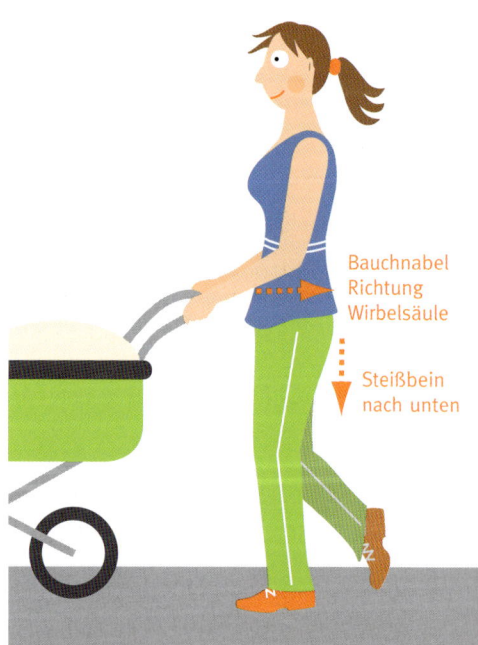

Bauchnabel
Richtung
Wirbelsäule

Steißbein
nach unten

Einbeinstand variiert

War Ihnen der einfache Einbeinstand zu leicht? Dann probieren Sie doch gleich mal diese Varianten, wobei der Schwerpunkt hier mehr auf dem Kräftigen als auf der Balance liegt. Was werden Sie zuerst trainieren, Ihre Gesäßmuskulatur oder lieber Ihre seitliche Hüftmuskulatur?

Und so geht's nach hinten

- Sie stehen auf einem Bein am Kinderwagen, das Knie des Standbeines ist leicht gebeugt, Ihr Körpergewicht ist in der Fußmitte zu spüren.
- Aktivieren Sie Ihre Bauch- und Beckenbodenmuskulatur.
- Führen Sie dann das freie Bein gestreckt nach hinten und leicht gebeugt wieder zurück auf Höhe des Standbeines.
- Überprüfen Sie, ob Ihre Bauch- und Beckenbodenmuskulatur tatsächlich in Aktion ist. Denn nur dann bleibt Ihr Becken unbeweglich und es ist nur eine kleine Beinbewegung möglich. Können Sie Ihr Bein hingegen weit anheben, entsteht ein Hohlkreuz und Sie haben Ihre Bauchspannung gelöst.
- Und nun die andere Seite.

Dauer: Bewegen Sie jedes Bein 10 bis 20 Mal zurück, bei Bedarf mehrmals.

Und so geht's zur Seite

- Sie nehmen wieder Ihre Grundstellung ein und aktivieren Bauch- und Beckenbodenmuskulatur.
- Führen Sie jetzt Ihr freies Bein zur Seite und wieder zurück. Ihre Ferse führt die Bewegung an, Ihre Fußspitze zeigt also etwas nach innen.
- Die Bewegung ist eher klein. Denn bei einer großen Bewegung hält Ihre Bauchmuskulatur das Becken nicht mehr in Position, sodass es sich mitbewegt. Vermeiden Sie dies. Die Übung wird so wesentlich effektiver.

Dauer: Bewegen Sie jedes Bein 10 bis 20 Mal zurück, bei Bedarf mehrmals.

Tipp

Wenn Sie sich vorstellen, Ihr Spielbein drückt gegen etwas, wird es noch intensiver.

Fersenheben

Diese kleine Bewegung ist auf vielfältige Weise effektiv: Sie kräftigt Ihre Oberschenkel- und Wadenmuskulatur und beugt so Krampfadern vor. Zudem verbessern Sie Ihre Balance, Rückenbeschwerden können gelindert werden und Sie aktivieren ganz nebenbei noch Ihren Beckenboden.

Und so geht's

- Ihre Füße stehen etwa hüftbreit geöffnet und parallel auf dem Boden, Ihre Knie sind leicht gebeugt, Ihre Hände locker am Lenkbügel.
- Verlagern Sie Ihr Gewicht nun auf die Fußballen, drücken Sie sich etwas aus den Füßen heraus, sodass eine Aufrichtung durch Ihren Körper läuft. Ihre Fersen heben ab.
- Dann rollen Sie wieder zurück, der ganze Fuß berührt den Boden, es entsteht eine setzende Bewegung.
- Führen Sie die Bewegungen fließend durch, kämpfen Sie nicht, sondern spielen Sie mit der Balance.
- Greifen Sie einmal fester zu, lösen Sie hinterher den Griff wieder.
- Spüren Sie, wie Ihre Füße und Ihr Rücken durchgeknetet werden?

Dauer: 10 bis 20 Wiederholungen – oder so lange, wie Sie Spaß damit haben.

Variante für besonders Fitte
- Hier steht mehr das Kräftigen im Vordergrund. Führen Sie das Fersenheben einbeinig durch. Dabei sollte das Becken nicht absacken, sondern gerade bleiben.

Tipp

Nach dieser Übung ist es meist sehr wohltuend, die Wadenmuskulatur in Schrittstellung zu dehnen.

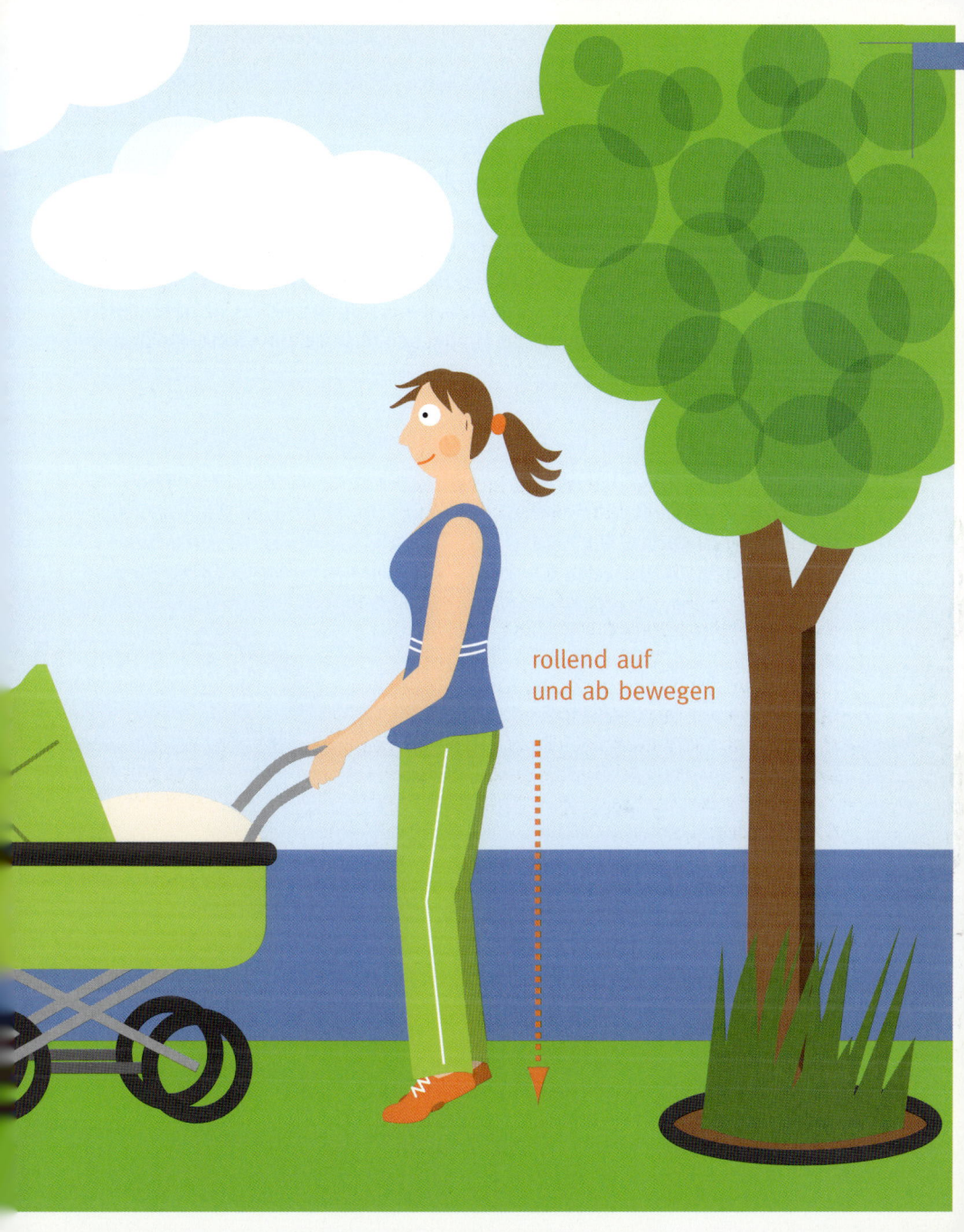

rollend auf
und ab bewegen

Bergab gehen

Beim Bergabgehen können Sie sehr deutlich wahrnehmen, wie gut Be-
ckenboden- und Bauchmuskulatur ihre Arbeit tun – und beide so natürlich auch wunderbar trainieren. Mit etwas Übung werden Sie bald steilere
Abhänge problemlos meistern. Und das fühlt sich dann richtig gut an.

Und so geht's

- Sie stehen hinter dem Kinderwagen und halten den Lenkbügel mit locker gestreckten Armen. Ihre Ellenbogen sind dabei nicht arretiert, sondern beweglich.
- Nehmen Sie Ihre Schultern nach hinten unten.
- Aktivieren Sie nun Ihren Beckenboden, saugen Sie Ihren Bauchnabel ein wenig ein und gehen Sie langsam den Hang hinunter.
- Atmen Sie weiter.
- Sind Sie gut zentriert, werden Ihre Schritte eher klein und kontrolliert.
- Wie viel Bauchspannung benötigen Sie hierfür? Gut ist es, wenn die Ein-atmung Ihren Bauch noch ein wenig bewegen kann, Ihr inneres Korsett also nicht ganz straff geschnürt ist.

Dauer: Gehen Sie bergab, solang Sie Ihren Beckenboden und Ihren Bauch halten können und sich wohl dabei fühlen.

Tipp

Fallen Sie in den Schritt, kommen
hart auf oder spüren Ihre Knie sehr
deutlich, haben Sie Ihre Bauchmuskulatur wahrscheinlich losgelassen.

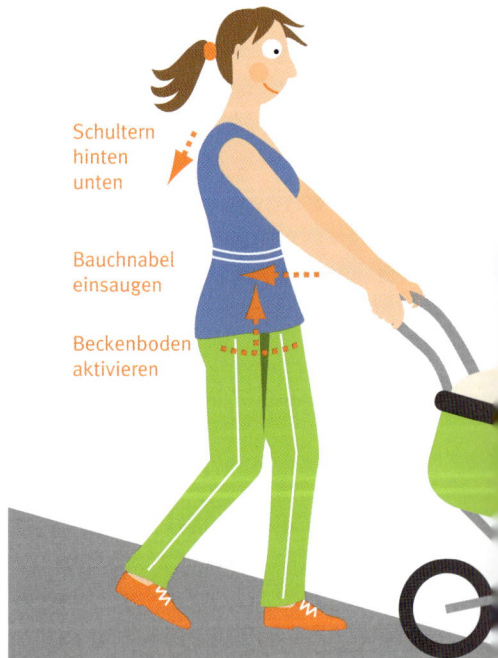

Schultern
hinten
unten

Bauchnabel
einsaugen

Beckenboden
aktivieren

Bergauf gehen

Jede Steigung bietet sich für ein kleines Ganzkörpertraining an. Ergreifen Sie diese Gelegenheiten, wann immer möglich, beim Schopf. Besonders Ihre Bein- und Gesäßmuskulatur wird es Ihnen danken. Darüber hinaus tun Sie noch etwas für Ihre Kondition.

Und so geht's

- Sie stehen möglichst nah am Kinderwagen. Ihre Ellenbogen sind stark angewinkelt und nah am Oberkörper. Ihr Rücken ist gerade, Ihre Schultern hinten unten.
- Aktivieren Sie Ihren Beckenboden und Ihre Bauchmuskulatur, sodass eine leichte Spannung entsteht. Schnüren Sie Ihr inneres Korsett aber nicht zu fest, die Einatmung sollte Ihren Bauch noch ein wenig bewegen können.
- Gehen Sie nun mit aktivierter Körpermitte den Berg hinauf. Atmen Sie weiter. Ihr Rücken bleibt gerade, Ihre Schultern sind hinten unten.
- Können Sie sich noch unterhalten? Dann besteht keine Gefahr, dass Sie sich überfordern. Wird es zu anstrengend, legen Sie eine wohlverdiente kleine Pause ein.

Dauer: Solang es sich gut anfühlt und Sie nicht allzu sehr aus der Puste kommen.

Tipp

Diese Technik können Sie immer beim Bergaufgehen nutzen, aber auch im tieferen Sand oder Schnee.

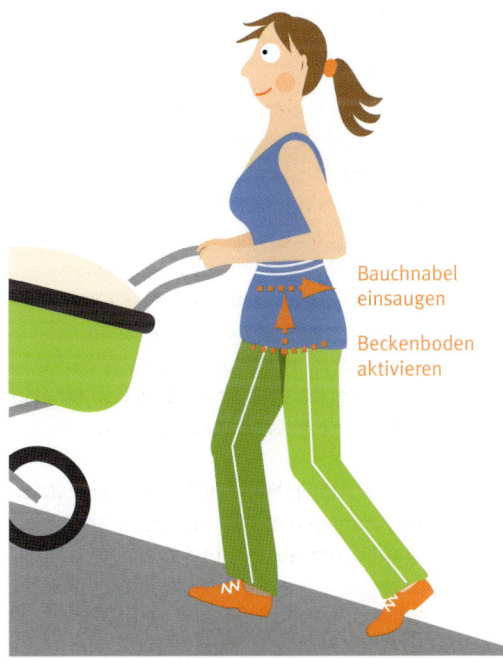

Bauchnabel einsaugen

Beckenboden aktivieren

Der Kinderwagenwalk

Mit einem moderaten Ausdauertraining können Sie Ihre Leistungsfähigkeit steigern, sich vor Krankheiten schützen und Ihre Stimmung heben. Aber wahrscheinlich wird es Ihnen momentan vor allem ums Abnehmen gehen und darum, dass Ihr Körper wieder straffer wird.

Fast jede Frau hat nach einer Geburt mit Gewichtsproblemen zu kämpfen, aber vielleicht dauert es gerade bei Ihnen etwas länger, bis Sie mit Ihrem Gewicht wieder zufrieden sind. Trotzdem ist es ratsam, sich nicht allzu sehr unter Druck zu setzen. Langsames Abnehmen, unterstützt durch eine dauerhafte Ernährungsumstellung und mehr Bewegung, ist sehr viel gesünder und auch wirkungsvoller, weil Sie den „Jo-Jo"-Effekt vermeiden. Also machen Sie keine Crash-Diäten! Mittelfristig machen Diäten sogar dick. Wenn Sie stillen, geht's sowieso nicht anders.

Übrigens: Nicht nur Ausdauersport, sondern auch ein Muskelaufbau kurbelt die Fettverbrennung an. Und was Sie vielleicht interessieren wird: Die nach dem Body-Mass-Index leicht Übergewichtigen haben eine höhere Lebenserwartung als die sogenannten Normalgewichtigen! Bei einer Größe von 170 cm wäre das bei einem Körpergewicht von 73 bis 76 kg der Fall.

Ausdauertraining mit Baby

Mit Baby haben Sie verschiedene Möglichkeiten, Ihre Ausdauer zu trainieren. Dazu möchte ich Ihnen ein paar Hinweise geben. Beschäftigen Sie sich aber, bevor Sie starten, eingehender mit dem Joggen oder Walken mit Tragehilfe. Nicht nur Literatur, sondern auch ein Kurs ist nützlich. Allgemein gilt:

- Solange Sie sich noch unterhalten können, überfordern Sie sich nicht.
- Sie sollten sich hinterher erfrischt oder angenehm erschöpft fühlen, aber nicht völlig fertig sein oder Schmerzen haben.
- Erhöhen Sie langsam den Trainingsumfang, beispielsweise um 1 bis 2 Minuten pro Woche.

Zügiges Gehen mit Kinderwagen: Entspannen Sie immer wieder Hände und Schultergürtel, lassen Sie Ihre Schulterblätter in den Rücken sinken, siehe auch Seite 110 „Beschwingt unterwegs".

Zügiges Gehen mit Armeinsatz: Wie zuvor, doch Sie führen den Kinderwagen nun nur mit einer Hand. Den freien Arm beugen Sie im rechten Winkel und führen ihn vor und zurück, beispielsweise gleichzeitig rechtes Bein und linken Arm. Wechseln Sie regelmäßig die Hände.

Walken mit Tragehilfe: Voraussetzung ist,
- dass Sie Ihren Beckenboden gut wahrnehmen können. Wenn Sie spüren, dass er nachgibt, sollten Sie das Training beenden;
- keine Verspannungen oder Schmerzen auftreten;
- der Kopf Ihres Kindes gut gestützt ist.

Joggen mit Kinderwagen: Voraussetzung dafür ist,
- dass Sie Ihren Beckenboden gut wahrnehmen können. Wenn Sie spüren, dass er nachgibt, sollten Sie das Training beenden;
- dass Ihr Kind mindestens ein Jahr alt ist.
- dass Sie eine gute Lauftechnik und geeignete Laufschuhe besitzen.
- Der Kinderwagen muss gut gefedert, eine funktionierende Bremse vorhanden und das Vorderrad feststellbar sein.
- Sichern Sie Ihren Kinderwagen mit einer Schlaufe am Arm.

Straffung des Bindegewebes

Sie können Ihr Bindegewebe festigen und so auch der Cellulite entgegenwirken, wenn Sie regelmäßig Ausdauersport betreiben. Hierzu sollten Sie Ihr Training auf mindestens 30 Minuten steigern und es dreimal wöchentlich wiederholen. Besonders hilfreich sind Schwimmen und der Stepper im Fitnessstudio, aber auch der Kinderwagenwalk mit Steigungen ist sehr geeignet. Übungen, die die darunterliegende Muskulatur kräftigen, wirken ebenso straffend.

Besonders effektiv sind auch elastische Stäbe, die man in verschiedenen Positionen in Schwingungen versetzt. Sie finden vermehrt Einzug in Fitnessstudios und Rehazentren, sind aber ebenfalls über das Internet erhältlich.

Darüber hinaus ist eine gesunde, basen- und Vitamin-C-reiche Ernährung wichtig – viel Obst, Gemüse und Kartoffeln. Eine ausreichende Flüssigkeitszufuhr ist ebenso von Bedeutung. Während Alkohol, Kaffee und Zucker ungünstig wirken.

Den dritten Ansatzpunkt bildet die Durchblutungsförderung des Gewebes mit Massagen oder Wechselgüssen nach Kneipp. Hilfreich sind Zupfmassagen oder kräftige, kreisrunde Massagen mit Handschuh oder Bürste.

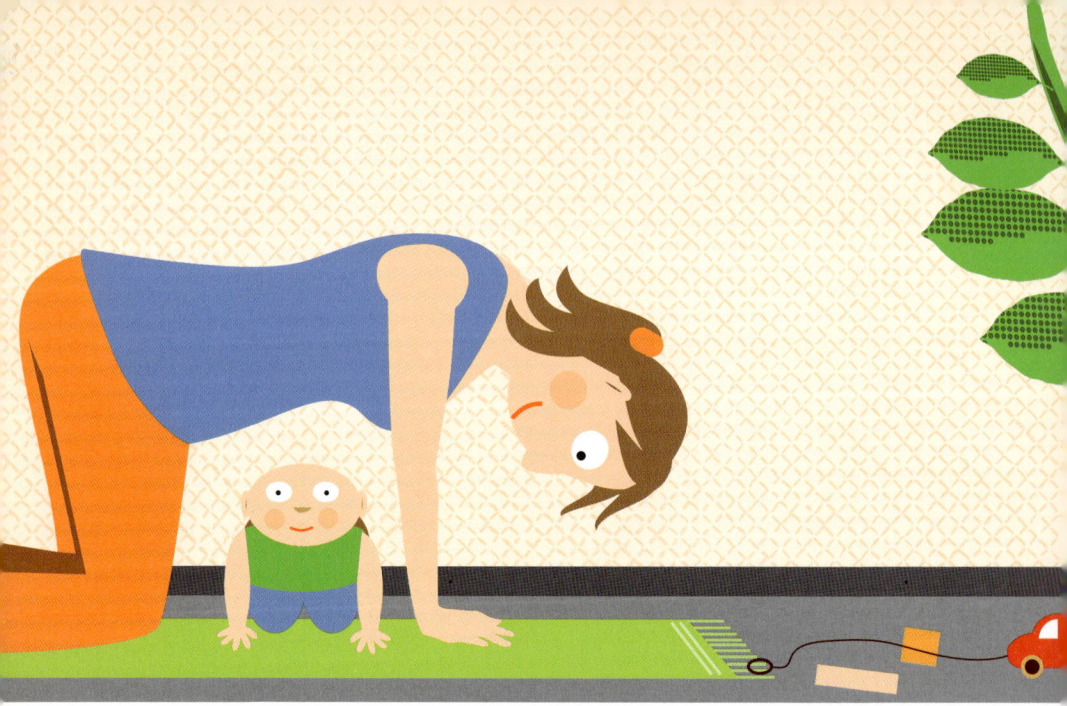

Übungen für zu Hause

So wie jedes Kind einzigartig ist, so sind auch Ihre Vorlieben und Grenzen sehr unterschiedlich. Sollte also Ihr Baby während des Übens nicht mehr mögen, ist das völlig in Ordnung. Sie können es dann zum Spielen ablegen, es mit einer anderen Übung versuchen oder das Training ganz beenden. Hilfreich für Sie beide sind Rituale, denn sie schaffen Sicherheit und Vertrauen, siehe auch Kapitel „Motivationshilfen". Wie wäre es beispielsweise, immer mit Ihrem Lieblingslied zu beginnen?

Ellenbogenkreise

Mit dem Ellenbogenkreisen mobilisieren und entspannen Sie Ihren Schultergürtel. Besonders wohltuend wirkt es, wenn Sie Bewegung und Atmung miteinander verbinden. Wenn Sie im Schneidersitz sitzen, können Sie Ihr Baby in Ihre „Beinschale" legen.

Und so geht's

- Sie sitzen oder stehen mit aufgerichtetem Rücken und legen Ihre Handflächen auf Ihre Schultern.
- Beschreiben Sie nun große Kreise mit den Ellenbogen und Schultern. Ihre Ellenbogen treffen sich fast, wenn Sie sie vorn anheben, und führen Sie sie dann so weit wie möglich nach hinten. Öffnen Sie Ihren Brustbereich und lassen Sie Ihre Schulterblätter tief in den Rücken sinken.
- Wenn Sie möchten, atmen Sie beim Anheben ein und seufzen Sie „Aah!", wenn Sie Ihre Ellenbogen nach unten führen.
- Möchten Sie Ihre Brustmuskulatur ausgiebiger dehnen, halten Sie Ihre Ellenbogen für eine Weile hinten unten.
- Am Ende spüren Sie der Bewegung für einen Moment nach.

Dauer: 20 Ellenbogenkreise oder solang es sich gut anfühlt.

Tipp
Direkt nach dem Stillen oder Füttern oder auch wenn Ihr Baby müde ist, sollten Sie nicht mit ihm üben.

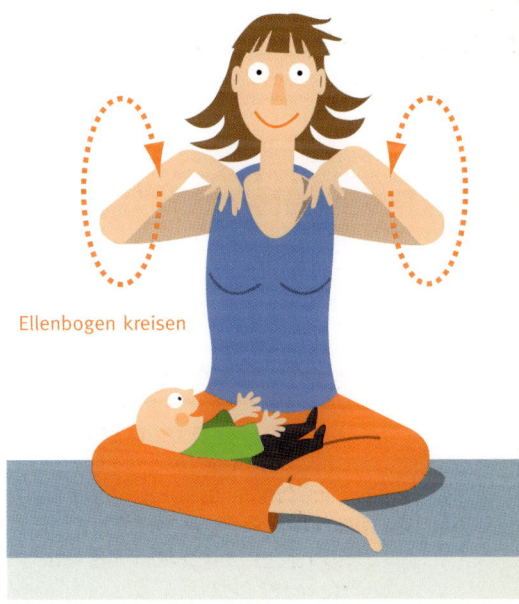

Ellenbogen kreisen

Katze – Kuh

Mit dieser Übung mobilisieren Sie Ihre Wirbelsäule, entspannen Ihre Rückenmuskulatur und wecken Ihren Beckenboden. Sie ist deshalb zu Übungsbeginn ideal. Anschließend lassen sich in dieser Umkehrposition sehr gut Beckenbodenübungen durchführen.

Und so geht's

- Knien Sie sich im Vierfüßlerstand über Ihr Baby, Ihre Unterarme liegen auf dem Boden. Ihre Ellenbogen sind unterhalb der Schultern und Ihre Knie unterhalb der Hüften.
- Runden Sie nun vom Becken ausgehend Ihren Rücken. Ihr Steißbein zieht Richtung Boden und es entsteht ein Katzenbuckel. Sie schauen zu Ihrem Baby.
- Rollen Sie Ihr Steißbein zurück, sodass Ihr Rücken wieder gerade ist. Lassen Sie Ihren Bauch dabei nicht völlig los. Ihr Rücken sollte nicht durchhängen. Ihren Kopf heben Sie bis in die Waagerechte an.
- Führen Sie die Bewegung fließend aus.
- Am Ende der Übung spüren Sie der Bewegung für einen Moment nach.

Dauer: 20 Mal den Rücken einrunden oder solang es sich gut anfühlt.

Variante für Künstlerinnen

Stellen Sie sich vor, an Ihrem Steißbein wäre ein Pinsel befestigt und Sie würden an der gegenüberliegenden Wand ein großes Bild malen oder etwas schreiben. Bewegen Sie so Ihr Becken in alle Richtungen.

Tipp

Wird Ihnen Ihr Kopf in dieser Position zu schwer, können Sie ihn auf Ihren übereinandergestellten Fäusten ablegen.

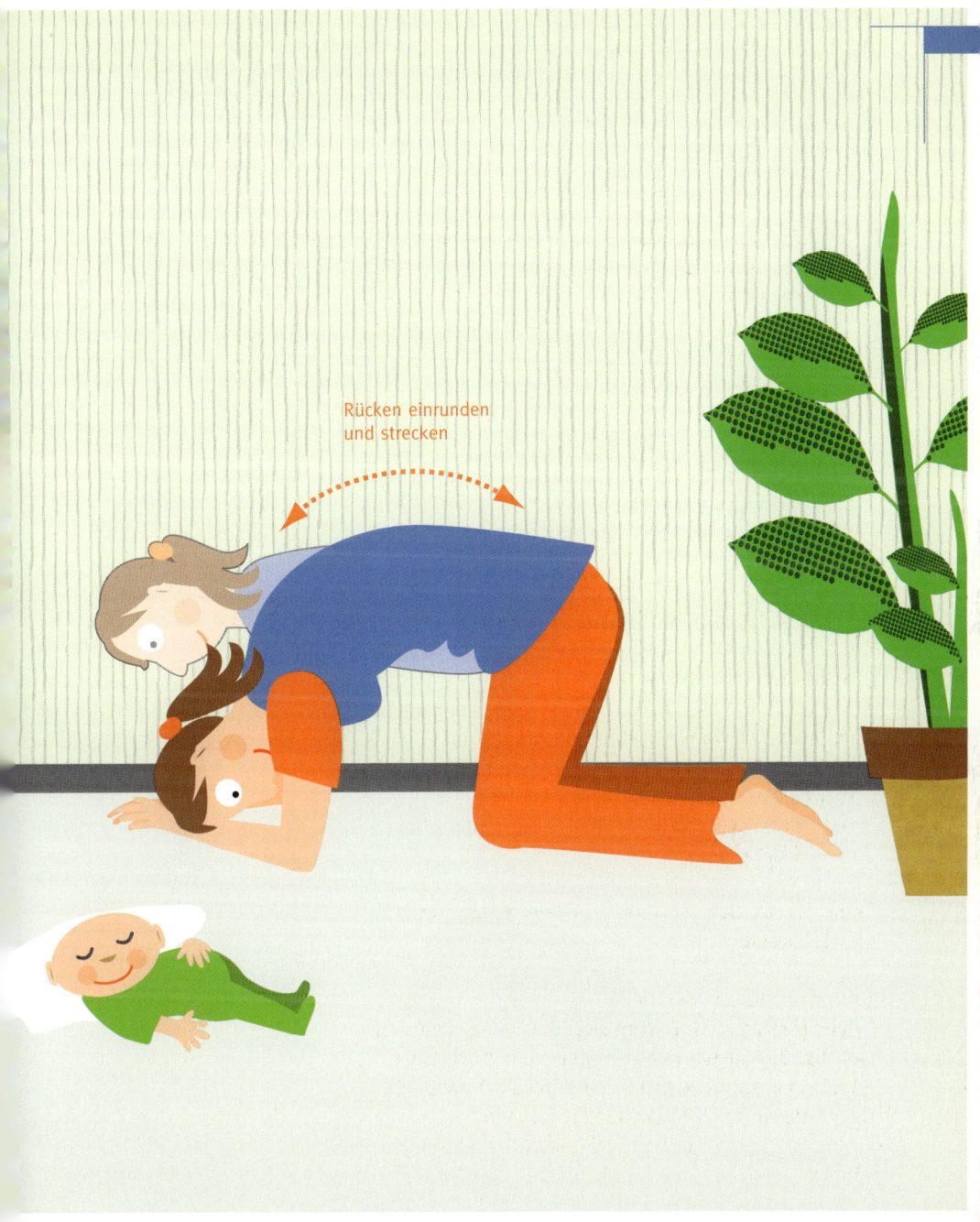

Rücken einrunden
und strecken

Langsitz

Der Langsitz dehnt und mobilisiert Ihren Rücken, deshalb wirkt die Übung bei Verspannungen meist sehr wohltuend. Sie können die Dehnung halten oder auch dynamisch durchführen. Ihr Baby darf dabei auf Ihren Beinen liegen.

Und so geht's

- Sie sitzen mit ausgestreckten Beinen und aufgerichtetem Rücken auf dem Boden.
- Aktivieren Sie nun Ihren Beckenboden, saugen Sie den Bauchnabel ein und rollen Sie Kopf und Rücken langsam ab. Ihr Becken bleibt dabei aufrecht! Stellen Sie sich vor, Sie legen sich über einen Ball.
- Gleichzeitig führen Sie Ihre Hände mit den Handflächen nach oben neben den Beinen entlang.
- Verstärken Sie die Dehnung, indem Sie in den Rücken atmen und richten Sie sich dann wieder auf.
- Am Ende der Übung atmen Sie 2 Mal tief durch.

Dauer: 3 Mal je 20 Sekunden halten oder 10 Mal fließend in die Dehnung hinein- und wieder herausgehen.

Tipp
Wenn Sie Ihr Becken mit nach vorn kippen, können Sie Ihre rückseitige Oberschenkelmuskulatur dehnen.

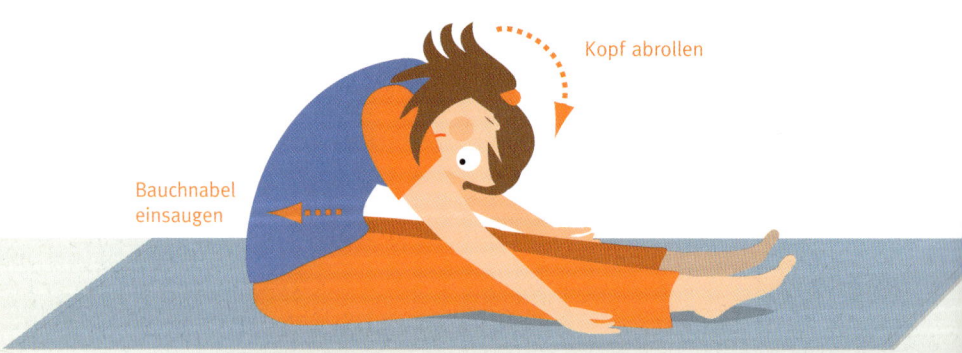

Kopf abrollen

Bauchnabel einsaugen

Gesäßdehner

Wenn Sie Probleme mit den Kreuz-Darmbein-Gelenken haben – zwei schmerzempfindliche Bereiche rechts und links neben dem Kreuzbein –, ist diese Dehnung nur zu empfehlen. Allerdings sollten Sie dabei sehr langsam und behutsam vorgehen.

Und so geht's

- Sie liegen auf dem Rücken, die Füße sind aufgestellt.
- Legen Sie nun Ihr linkes Bein auf den rechten Oberschenkel und ziehen ihn langsam Richtung Brust, bis Sie an der Hüfte des übergeschlagenen Beins einen deutlichen Zug, aber noch keinen Schmerz spüren.
- Ihr Kreuzbein bleibt dabei am Boden und Ihr Schultergürtel ist möglichst entspannt.
- Lassen Sie mit jeder Ausatmung ein wenig mehr los oder schicken Sie ein Lächeln zu dieser sehr beanspruchten Muskulatur.

Dauer: Halten Sie die Dehnung je Seite 3 bis 4 Mal für etwa 20 Sekunden oder solang es Ihnen gut tut.

Tipp
Möchten Sie Muskelverkürzungen entgegenwirken, sollten Sie die jeweilige Dehnung täglich durchführen.

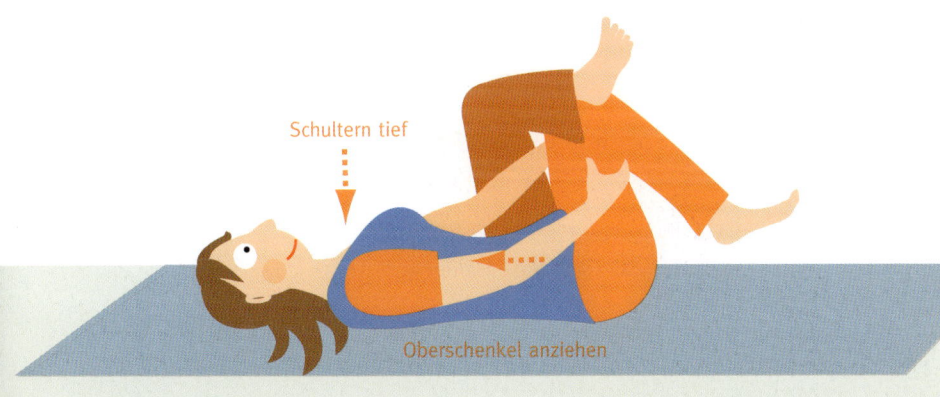

Schultern tief

Oberschenkel anziehen

Twister

Mit dem Twister kräftigen Sie die Muskeln, die für einen flachen Bauch und eine schlanke Taille sorgen. Ist Ihnen diese Übung mit Baby im Arm zu anstrengend, können Sie sie auch im Schneidersitz ausführen und das Baby dann in Ihre „Beinschale" legen.

Und so geht's

Tipp

- Setzen Sie sich auf den Boden und stellen Sie die Füße auf, sodass Ihre Knie gebeugt sind.
- Heben Sie Ihr Baby unter Ihre Brust. Nehmen Sie Ihre Schultern etwas zurück, sodass Ihr Brustbereich weit wird. Richten Sie Ihren Rücken auf.
- Aktivieren Sie nun Ihren Beckenboden und drehen Sie Ihren Oberkörper nach rechts, um die eigene Achse.
- Becken und Beine bewegen sich nicht mit. Ihr Rücken bleibt aufrecht.
- Kehren Sie zurück zur Mitte und drehen den Oberkörper dann zur anderen Seite.
- Atmen Sie weiter.

Wenn Sie ganz stolz darauf sind, diese Übungen so gut zu beherrschen, wird Ihr Rücken nicht rund.

Dauer: Drehen Sie sich 5 bis 15 Mal nach rechts und links.

Variante für besonders Fitte
Führen Sie den Twister wie beschrieben durch, aber:
- Strecken Sie Ihre Beine aus, vorausgesetzt, Ihr Rücken bleibt dabei gerade. Oder:
- Halten Sie Ihr Baby im Fliegergriff mit ausgestreckten Armen. Achten Sie darauf, dass Ihre Nase immer auf Ihr Baby zeigt und Ihre Brust weit bleibt.

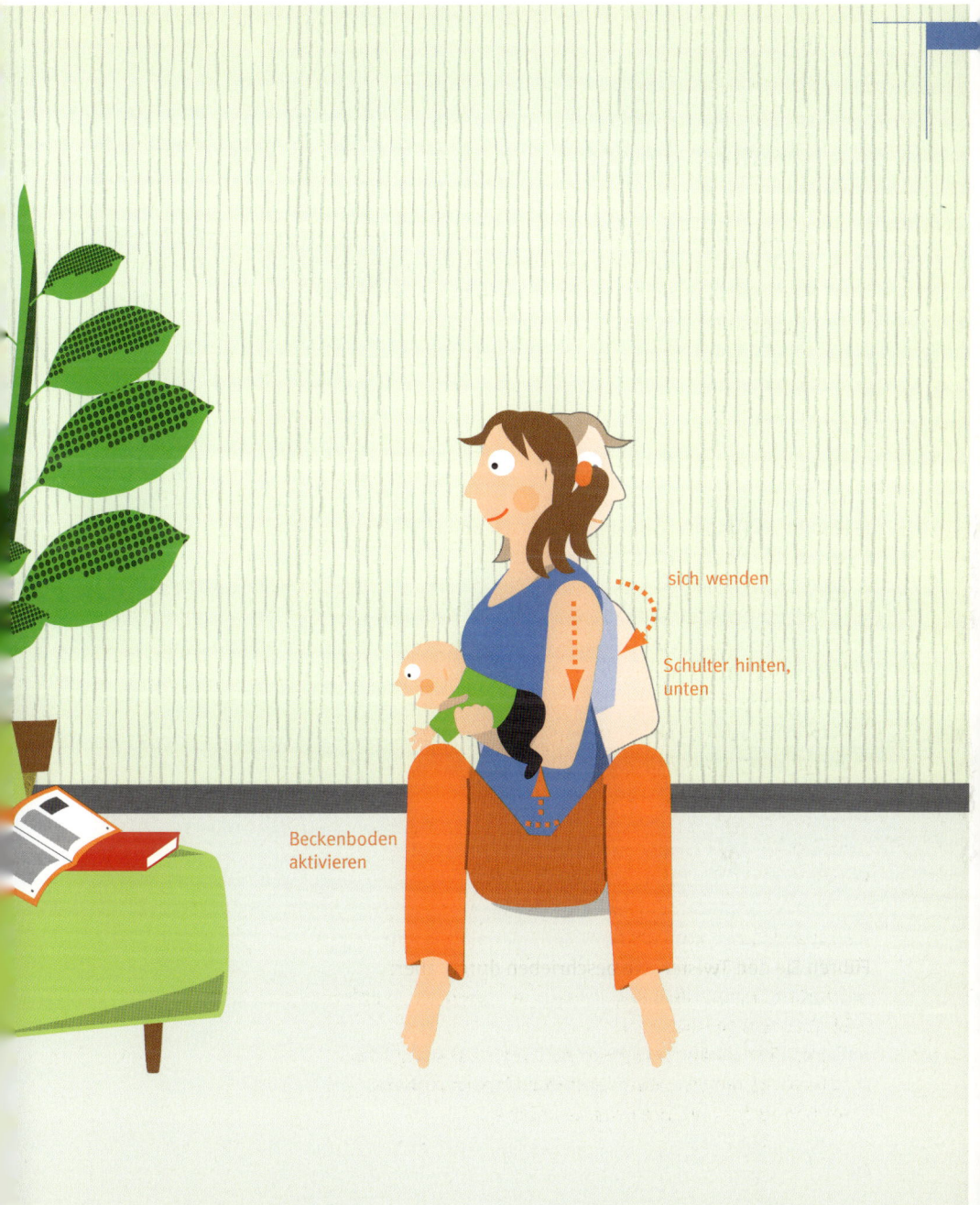

sich wenden

Schulter hinten,
unten

Beckenboden
aktivieren

Stabiles Becken

Mit dieser Übung erreichen Sie vor allem eine Kräftigung der seitlichen Hüftmuskulatur, aber auch die Bauchmuskulatur bekommt ordentlich was zu tun. Schauen Sie sich zur Übung die Abbildung auf der gegenüberliegenden Seite an.

Und so geht's

- Sie liegen in Seitlage: Ihr unterer Arm ist lang ausgestreckt, Ihr Kopf darauf abgelegt.
- Nehmen Sie die andere Hand nach vorn und stützen Sie sich leicht ab, Ihre Brust bleibt weit.
- Beugen Sie Hüfte und Knie im 90-Grad-Winkel.
- Ziehen Sie nun Ihren oberen Sitzbeinhöcker zur gegenüberliegenden Wand, sodass Ihre untere Taille nicht mehr abgelegt ist. Diesen Abstand halten Sie während der ganzen Übung.
- Aktivieren Sie Ihren Beckenboden und Ihre Bauchmuskulatur und heben Sie Ihr oberes Bein etwas an, sodass es sich parallel zum Boden befindet.
- Führen Sie nun das obere Bein angewinkelt vor und zurück. Ihr Knie bewegt sich dabei abwechselnd Richtung Kopf und Richtung Fuß. Ihr Becken bleibt gänzlich unbewegt und senkrecht im Raum.
- Spüren Sie, wie groß die Bewegung dann noch sein kann, und atmen Sie weiter.
- Und dann kommt die andere Seite.

Dauer: Führen Sie Ihr Bein je Seite 10 bis 20 Mal vor und zurück oder solang Sie Ihr Becken stabilisieren können.

Tipp

Ihre Bauchmuskulatur hält Ihr Becken in Position. Fällt Ihnen die Übung sehr leicht, haben Sie die Bauchspannung vermutlich gelöst. Zum Entspannen können Sie Ihr oberes Bein vor der Brust ablegen.

Beinpendel

Diese Variante für besonders Fitte erhöht noch einmal deutlich die Anforderungen für Bauch- und Hüftmuskulatur, denn der Kraftaufwand ist höher und außerdem kommt Balance ins Spiel. Auch hier gilt, richtig effektiv wird die Übung erst, wenn Ihr Becken unbeweglich bleibt.

Und so geht's

- Sie liegen in Seitlage, Ihr unteres Bein ist angewinkelt, das obere gestreckt. Legen Sie Ihren oberen Arm auf dem Körper ab und heben Sie die untere Taille etwas vom Boden ab.
- Aktivieren Sie Beckenboden- und Bauchmuskulatur und führen Sie nun das obere gestreckte Bein parallel zum Boden vor und zurück. Atmen Sie weiter und halten Sie Ihr Becken unbeweglich.

Dauer: Führen Sie das gestreckte Bein je Seite 10 bis 20 Mal vor und zurück oder so lang, wie Sie Ihr Becken stabilisieren können.

Tipp

Bei dieser Variante verhindert Ihre Bauchmuskulatur eine allzu weite Bewegung nach hinten. Kommen Sie ins Hohlkreuz, haben Sie keine Bauchspannung mehr.

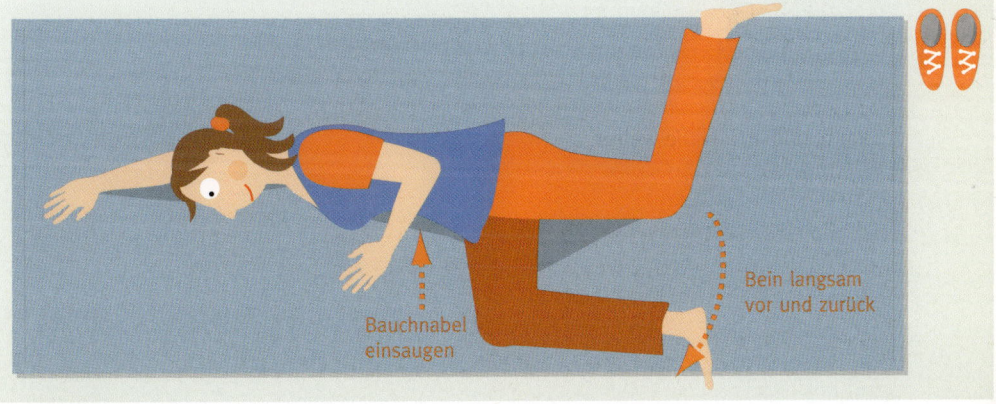

Bauchnabel einsaugen

Bein langsam vor und zurück

Sphinx

Mit dieser Übung für besonders Fitte kräftigen Sie Ihre Rückenmuskulatur und mobilisieren Ihre Wirbelsäule. Die Bewegung soll langsam und genussvoll sein. Spüren Sie, wo Ihre Grenzen liegen, auch wenn Sie abgelenkt sind, weil Ihr Baby gerade ganz drollige Sachen macht.

Und so geht's

- Sie liegen in Bauchlage vor Ihrem Baby, Ihre Fußspitzen sind aufgestellt, Ihre Hände unterhalb der Schultern abgelegt.
- Aktivieren Sie Ihre Beckenboden- und Bauchmuskulatur. Ihre Bauchspannung verhindert so eine Überstreckung der Wirbelsäule.
- Heben Sie nun Kopf und Schultergürtel langsam an. Ihre Brust wird weit, Ihr Nacken lang, Ihre Schultern sinken tief. Dann langsam wieder zurück.
- Sind Bauch und Beckenboden aktiv, kann die Bewegung nicht mehr allzu groß sein. Atmen Sie weiter.

Dauer: Heben Sie Ihren Schultergürtel 5 bis 10 Mal an.

Tipp

Atmen Sie nach der Übung ein paar Mal in Embryonalhaltung – Gesäß auf den Fersen, Oberkörper abgelegt – tief in den Rücken hinein. Das tut gut.

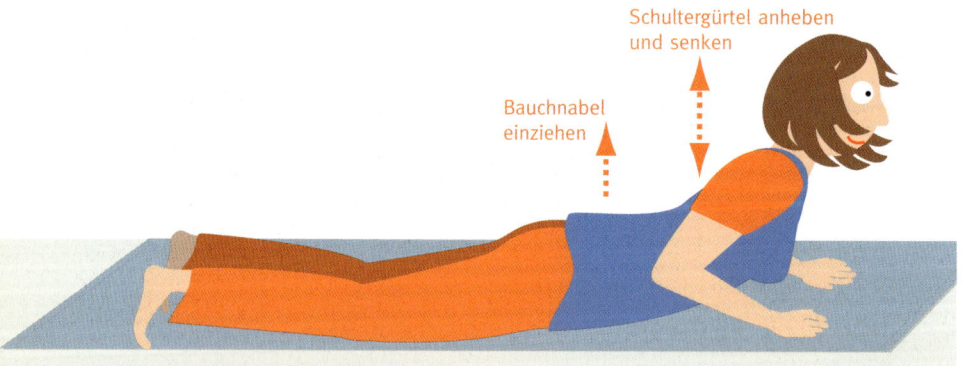

Schultergürtel anheben und senken

Bauchnabel einziehen

Haltungsstabilisator

Häufig ist der Bereich zwischen den Schulterblättern durch das Stillen und viele Tragen überfordert. Hilfreich sind dann Entspannungsübungen, aber auch eine sanfte Kräftigung ist wichtig. Sie können Ihre Arme auch gestreckt neben den Rumpf legen, dann wird die Übung etwas leichter.

Und so geht's

- Sie liegen in Bauchlage, Ihre Stirn liegt auf der Matte und Ihre Fußspitzen sind aufgestellt.
- Legen Sie Ihre Arme in U-Halte ab, die Ellenbogen sind rechtwinklig gebeugt, die Handflächen zeigen zueinander. Schulterblätter ziehen Richtung Füße.
- Aktivieren Sie nun Ihre Beckenboden- und Bauchmuskulatur und heben Sie Ihre Arme an – die Schulterblätter bewegen sich aufeinander zu – und dann wieder ab.

Dauer: Heben Sie die Arme 10 bis 20 Mal an.

Tipp
Wenn die Bauchlage für Sie unangenehm sein sollte, legen Sie ein zusammengerolltes Handtuch unter Ihr Becken. Das entlastet den Rücken etwas.

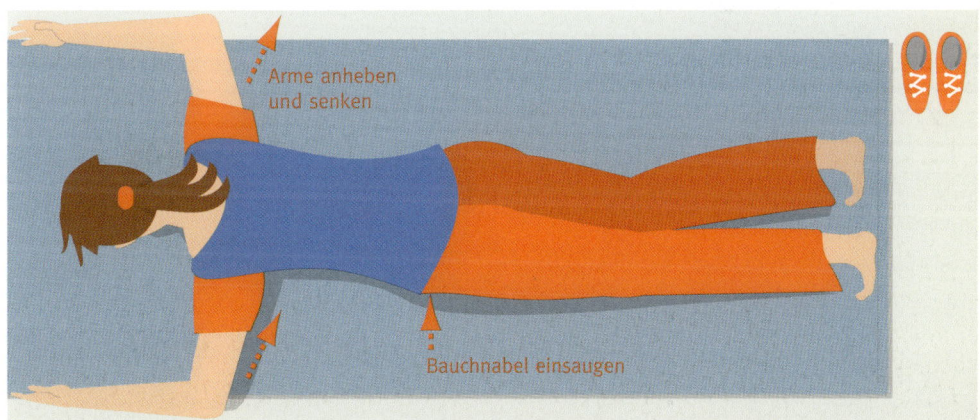
Arme anheben und senken
Bauchnabel einsaugen

Schulterbrücke

Diese Umkehrübung kräftigt Ihre Rückseite, also Ihre Bein-, Gesäß- und Rückenmuskulatur, aber auch Ihr Bauch ist beteiligt. Ihr Baby kann bei Ihnen auf dem Bauch liegen oder auf dem Becken sitzen. Ist das zu anstrengend, geht's natürlich auch ohne Baby.

Und so geht's

- Sie liegen auf dem Rücken, Ihre Füße sind etwa hüftbreit aufgestellt.
- Liegt Ihr Baby auf Ihnen, halten Sie es fest. Ihre Schultern bleiben trotzdem tief und möglichst entspannt.
- Rollen Sie nun vom Steißbein beginnend Ihre Wirbelsäule Stück für Stück auf, wie eine Perlenkette. Saugen Sie den Bauchnabel etwas ein, sodass Ihr unterer Rücken lang bleibt.
- Heben Sie Ihr Becken maximal so weit an, dass Schultergürtel, Becken und Knie eine Linie ergeben, und rollen Sie Ihre Wirbelsäule dann langsam wieder ab.

Dauer: Rollen Sie Ihre Wirbelsäule 5 bis 10 Mal auf und ab.

Tipp

Variationsmöglichkeiten für Fitte: Heben Sie, bei angehobenem Becken, Ihre Fersen an oder führen Sie die Schulterbrücke mit nach oben gestrecktem Bein durch. Ihre Beckenknochen bleiben dabei auf einer Höhe.

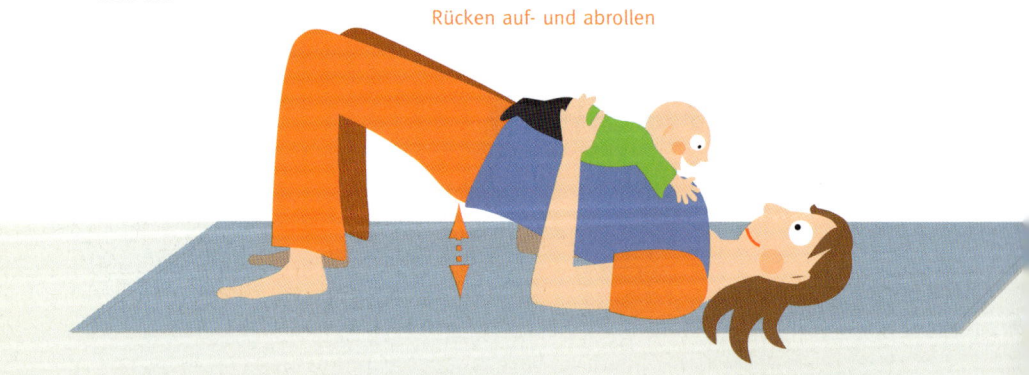

Rücken auf- und abrollen

Knielift

Mit dem Knielift lernen Sie eine Übung kennen, mit der Sie Ihre Vorderseite kräftigen, vor allem die Bauch-, Brust- und Oberschenkelmuskulatur, aber auch Ihr Beckenboden ist mit dabei. Ihr Baby legen Sie am besten unter Ihren Bauch.

Und so geht's

- Knien Sie sich im Vierfüßlerstand über Ihr Baby, Ihre Unterarme liegen dabei auf dem Boden. Ihre Ellenbogen sind unterhalb der Schultern und Ihre Knie unterhalb der Hüften.
- Ihre Wirbelsäule ist gerade und der Abstand zwischen Schultern und Ohren groß.
- Aktivieren Sie nun Ihren Beckenboden. Heben Sie Ihre Knie bis zu 5 cm an und legen Sie sie wieder ab.
- Alternativ können Sie Ihre Knie auch etwa 10 Sekunden lang angehoben halten.
- Atmen Sie weiter.

Dauer: 5 bis 15 Mal Knie anheben oder den Knielift 3 bis 4 Mal je 10 Sekunden lang halten.

Tipp

Dehnübungen sind effektiver und Kräftigungsübungen wohltuender, wenn Sie aufgewärmt sind. Zu Hause kann dies ein Tanz mit Ihrem Baby sein, unterwegs reicht fünfminütiges, zügiges Gehen.

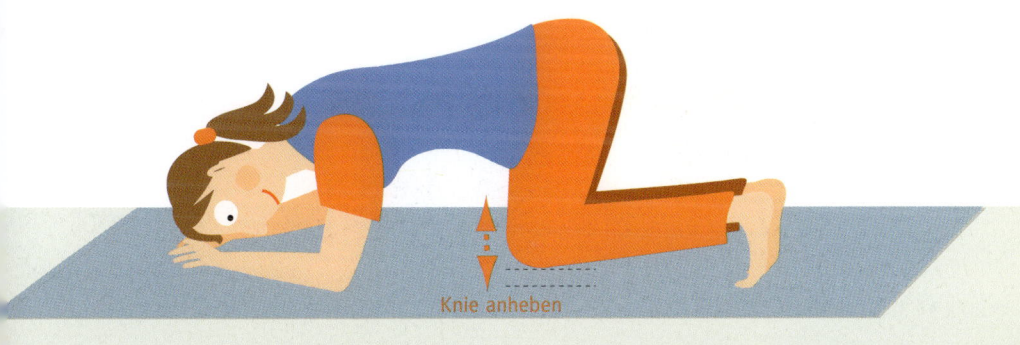

Knie anheben

Kniebeuge

Die Kniebeuge ist ein bewährter Klassiker, mit dem Sie Ihre Bein- und Gesäßmuskulatur kräftigen und straffen können. Fühlen Sie sich sicher mit dieser Übung, können Sie Ihr Baby auch sehr gut dabei auf den Arm nehmen. Los geht's!

Und so geht's

- Sie stehen in weiter Schrittstellung, ein Bein ist vorn, die hintere Ferse angehoben. Fühlt sich das kippelig an, stellen Sie den hinteren Fuß etwas mehr nach außen.
- Ihr Rücken ist aufgerichtet, Ihre Schulterblätter sinken.
- Führen Sie nun Ihr hinteres Knie Richtung Boden und wieder zurück.
- Ihr vorderes Knie schert dabei nicht nach links oder rechts aus und Sie schieben es auch nicht weit über Ihre Fußspitze hinaus. Es ist eine Bewegung nach unten und nicht nach vorn.

Dauer: 5 bis 15 Mal tief und hoch oder solang es sich gut anfühlt.

Tipp

Sie können die Kniebeuge auch mit parallel eng gestellten Füßen ausführen. Ihr Gesäß geht dabei nach hinten, Ihr Rücken bleibt gerade. Allerdings wird es so etwas kippelig.

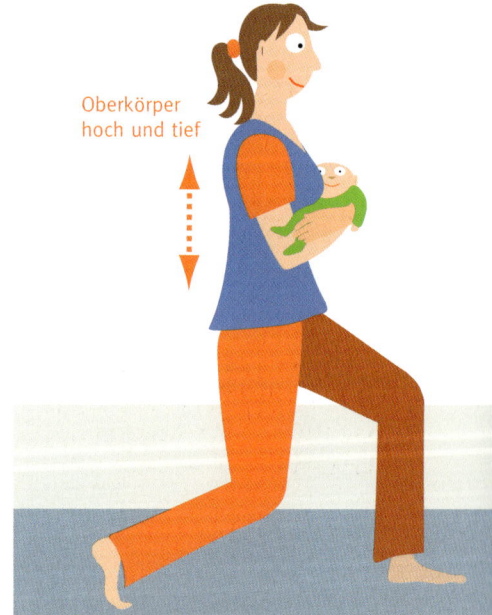

Oberkörper
hoch und tief

Flieger

Die meisten Kinder sind begeistert vom Fliegerspielen. Sie finden Halt und Geborgenheit und können gleichzeitig durch die Luft schweben. Sie wiederum kräftigen dabei Ihre Schulter-, Rücken- und Beinmuskulatur. Ihr Baby muss für diese Übung seinen Kopf selbstständig halten können.

Und so geht's

- Nehmen Sie Ihr Baby in den Fliegergriff: Es liegt in Bauchlage auf Ihren Händen. Eine Hand umfasst den Brustkorb, dabei liegt Ihr Daumen auf der Schulter des Babys. Ihre andere Hand stützt sein Becken, während Sie seinen äußeren Oberschenkel umgreifen.
- Stellen Sie sich mit hüftbreit oder etwas weiter geöffneten Beinen hin. Ihre Knie und Hüften sind leicht gebeugt.
- Richten Sie Ihren Rücken auf und lassen Sie Steißbein und Schultern sinken. Wenn Sie das Gewicht Ihres Kindes jetzt mehr in den Füßen und Beinaußenseiten spüren, ist es genau richtig.
- Nun kann das Fliegerspiel beginnen: Zunächst langsam auf und ab. Ihre Schultern bleiben dabei immer tief. Können Sie Ihre Armbewegungen auch im Bauch wahrnehmen?

Dauer: Solang es Ihnen Spaß macht.

Tipp

Klappt die Übung gut, können Sie auch alle anderen Flugrichtungen probieren. Aktivieren Sie dazu Ihr Zentrum, Ihr Becken und Ihre Beine bleiben unbeweglich.

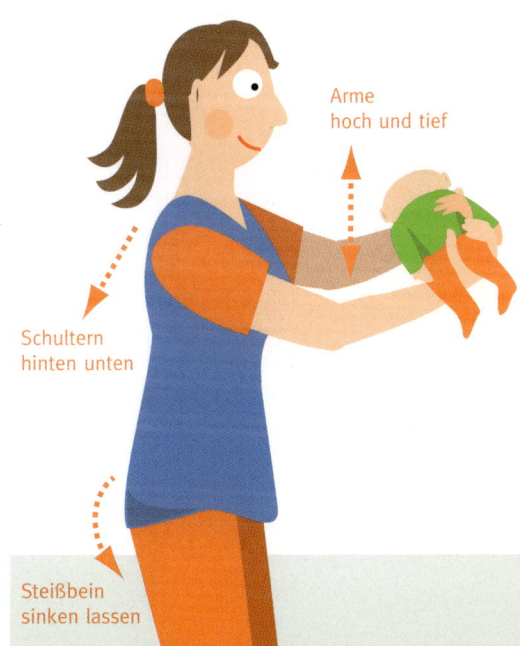

Arme
hoch und tief

Schultern
hinten unten

Steißbein
sinken lassen

Flieger in Rückenlage

Bei dieser Übung für besonders Fitte lassen Sie, auf dem Rücken liegend, Ihr Baby über sich fliegen. Sie kräftigen so vor allem Ihre Brust- und Bauchmuskulatur. Ihr Baby muss bei dieser Übung seinen Kopf selbstständig halten können. Los geht's!

Und so geht's

- Sie liegen auf dem Rücken, Ihre Füße sind etwa hüftbreit aufgestellt. Ihr Baby liegt auf Ihrem Bauch.
- Wenn Sie ein gutes Körpergefühl haben und keine Schmerzen auftreten, dann stabilisieren Sie Ihre natürliche Lendenlordose. Das heißt, zwischen Ihrem unteren Rücken und dem Boden bleibt während der gesamten Übung ein kleiner, gleich großer Abstand. Ansonsten legen Sie Ihren unteren Rücken auf dem Boden ab.
- Aktivieren Sie Ihren Beckenboden und Ihre Bauchmuskulatur, sodass ein Gefühl entsteht, als würden Sie ein inneres Korsett zuziehen. Atmen Sie weiter.
- Heben Sie nun Ihr Baby im Schalengriff hoch, Ihre Ellenbogen sind leicht gebeugt.
- Lassen Sie dann Ihr Baby zwischen Ihrem Bauch und Ihrem Kopf hin und her fliegen. Becken und Rücken bleiben dabei unbeweglich, Ihre Rippenbögen geschlossen.
- Wie weit können Sie Ihr Baby über Ihrem Kopf fliegen lassen, ohne dass ein Hohlkreuz entsteht?

Dauer: Lassen Sie Ihr Baby 5 bis 15 Mal über sich fliegen oder so lange, wie Ihr Becken unbeweglich bleibt.

Tipp

Nur bei aktiviertem Zentrum ist Ihre Lendenwirbelsäule geschützt und unbeweglich. Zieht Sie das Gewicht Ihres Kindes in ein Hohlkreuz, sollten Sie die Bewegung kleiner ausführen oder beenden.

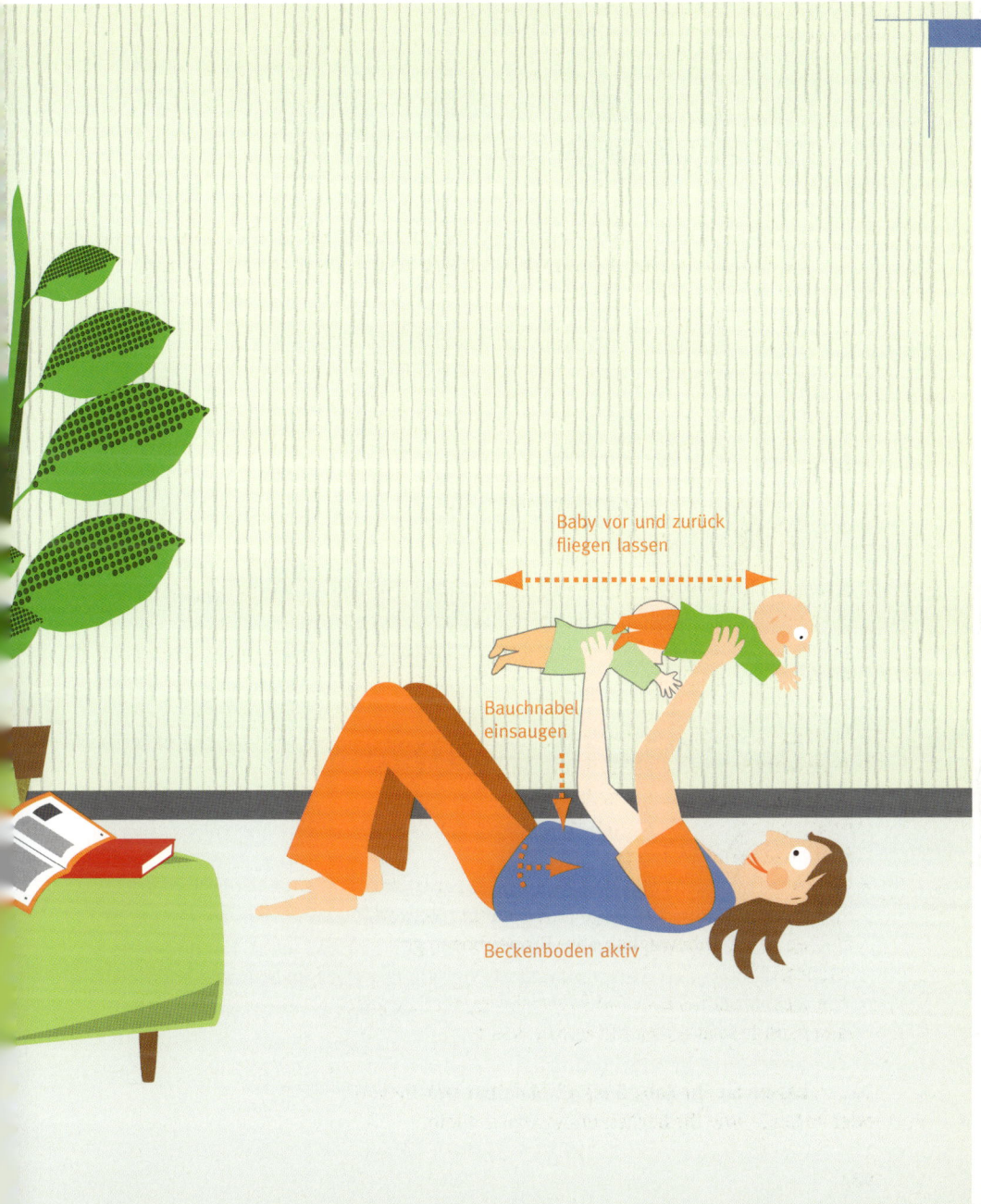

Baby vor und zurück
fliegen lassen

Bauchnabel
einsaugen

Beckenboden aktiv

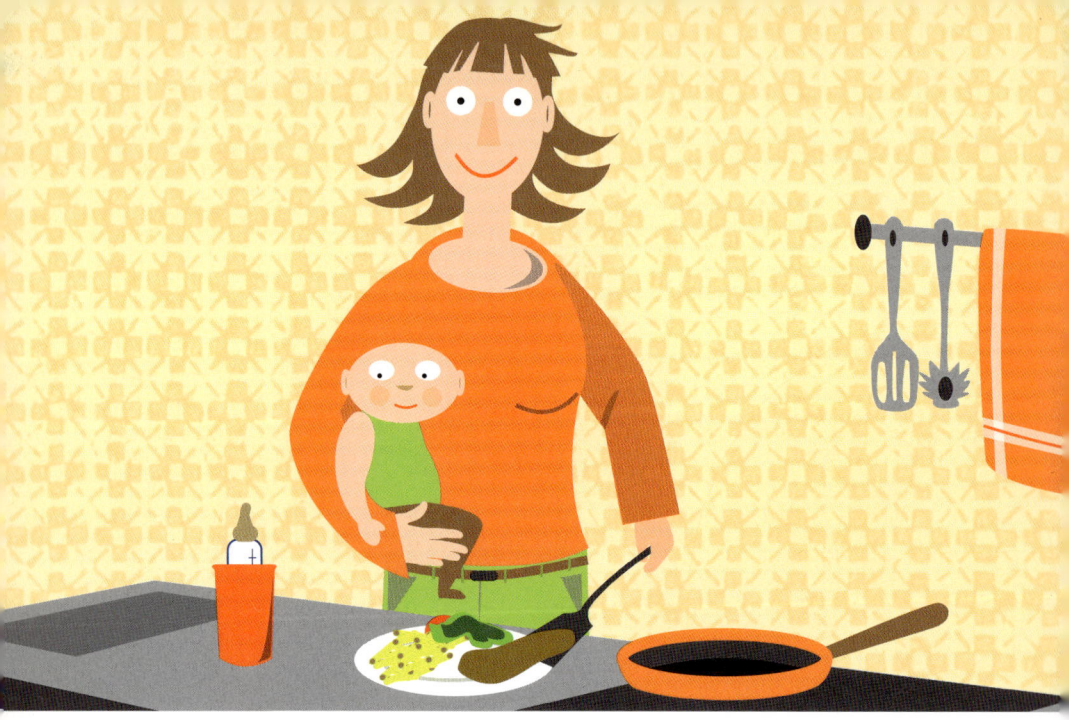

Der Alltag ist die Übung

Wahrscheinlich gibt es in Ihrem Alltag immer mal wieder Momente, in denen Ihnen Ihr Körper mitteilt: So gefällt mir das nicht. Doch in dem ganzen Trubel nimmt man diese Signale nur kurz wahr und ist dann schon wieder mit der nächsten Sache beschäftigt. Wie es anders gehen kann, möchte ich Ihnen auf den folgenden Seiten zeigen. Sie finden hier alternative Bewegungsmuster und einen Weg, wie diese ohne allzu viel Mühe zur Gewohnheit werden können.

Sind Sie bereit, sich Ihr Leben zu erleichtern?

Wenn Sie es bereits geschafft haben, Übungen in Ihren Alltag zu integrieren, ist das wunderbar und Sie haben ein dickes Lob verdient! Trotzdem möchte ich Sie gern davon überzeugen, dass es darüber hinaus sehr sinnvoll ist, unnötige Strapazen zu vermeiden. Denn so werden Sie belastbarer und gleichzeitig reduzieren Sie überflüssige Belastungen. Zugegeben, zunächst bedarf es hierfür einer größeren Aufmerksamkeit, die sich aber mit einer Reduzierung von Schmerzen und Folgeschäden und einem besseren Körpergefühl bald bezahlt macht. Und: Ist der neue Bewegungsablauf erst zur Gewohnheit geworden, brauchen Sie sich nicht weiter darum zu kümmern. Sie gewinnen also eine höhere Lebensqualität, ohne noch etwas dafür tun zu müssen.

Stimmungen und Lebenserfahrungen spiegeln sich in der Körperhaltung wider. Nicht umsonst spricht man von Körpersprache. Aber dieser Weg funktioniert auch in die andere Richtung: Sie können über Ihre Körperhaltung also auch Ihr Befinden beeinflussen. Gehe ich beschwingt und königlich durch die Straßen, so fühle ich mich besser und strahle das auch aus. Und so kann es gehen:

Schritt 1:

Welche Bewegung oder Haltung möchten Sie verändern? Beobachten Sie sich einmal im Alltag: Bei welchen Bewegungen treten Schmerzen oder stärkere Spannungen auf, welche sind sehr anstrengend? Entscheiden Sie sich für die Bewegung, die am unangenehmsten ist. Aber nehmen Sie sich immer nur eine Bewegung oder Haltung vor. Können Sie diese ganz vermeiden? Anregungen hierzu finden Sie am Ende des Kapitels. Kommen Sie um die Bewegung nicht herum, betrachten Sie sie einmal genauer.

Schritt 2:

- Wann und wie nutzen Sie diese Bewegung?
- Zu welchen Gelegenheiten führen Sie diese Bewegung aus?
- Wo in Ihrem Körper entstehen Spannungen oder Drücke, die Sie vermeiden möchten?
- Wie fühlt es sich im Gesamten an?

Versuchen Sie, diese Betrachtung möglichst wertfrei durchzuführen. Es ist, wie es ist. Kein Mensch ist perfekt. Schenken Sie dieser Bewegung oder Haltung, wann immer Sie in Ihrem Alltag vorkommt, ein klein wenig Aufmerksamkeit. Oft ist es so, dass der Körper mit dieser Aufmerksamkeit schon die Möglichkeit nutzt, die Bewegung zu verbessern. Wenn Ihnen das genügt, können Sie Schritt 3 einfach überspringen.

Schritt 3:

Nun möchte ich Sie einladen, ein alternatives Bewegungsmuster zu entwickeln. Ich möchte Ihnen nichts vorgeben, finden Sie Ihren ganz individuellen Weg. Betrachten Sie hierzu die Anregungen in diesem Kapitel und führen Sie beispielsweise das Heben Ihres Babys wie beschrieben aus. Fühlen Sie sich wohl mit diesem Ablauf? Wahrscheinlich ist es ungewohnt, aber ist es angenehmer so? Sollte Ihnen die vorgeschlagene Alternative nicht gefallen, können Sie vielleicht einzelne Aspekte der Anleitung nutzen. Treten Sie zum Beispiel erst möglichst nah an Ihr Baby heran oder aktivieren erst Ihren Beckenboden, bevor Sie es, wie auf Seite 106 beschrieben, aufnehmen.

Finden Sie Ihre spezielle Bewegung hier nicht wieder, so fällt Ihnen möglicherweise selbst auf, was Sie verbessern können. Ziel ist es, einen Bewegungsablauf zu finden, der frei von Schmerzen und unangenehmen Empfindungen ist, der möglichst mühelos und leicht geschieht. Entwickeln Sie einen Ablauf, der für Sie persönlich passt. Wie fühlt es sich jetzt an?

Schritt 4:

Die neue Bewegung verankern. Sie haben sich die Zeit genommen, eine unangenehme Bewegung oder Haltung zu betrachten, und wissen nun, wie es besser geht. Super! Es wäre wirklich schade, wenn Sie das nicht nutzen würden. Es fehlt nur noch der letzte Schritt. Den schaffen Sie auch noch! Als Anker dienen Ihnen Merksätze und Bilder. Gibt es einen kurzen, prägnanten Merksatz wie: „Po unten, Beckenboden aktiv", der die wichtigsten Aspekte der neuen Bewegung beschreibt? Wenn Sie eher ein visueller Typ sind, nutzen Sie ein Bild wie eine wachsende Blume.

Bevor Sie Ihre Bewegung durchführen, rufen Sie sich ab jetzt immer Ihren Anker ins Gedächtnis! Und erleben Sie, wie Ihr Körpergedächtnis mehr und mehr die Arbeit übernimmt. Bis es schließlich ganz von allein und ohne Anker geht. Herzlichen Glückwunsch!

Möglicherweise schleicht sich nach einiger Zeit das alte Bewegungsmuster wieder ein. Das ist nicht schlimm, schließlich hat es jahrzehntelang seine Arbeit getan. Gehen Sie dann noch einmal zu Schritt 3 und 4 zurück. War die Bewegung gut so? Ist der alte Anker noch hilfreich? Vielleicht passt ein anderer jetzt besser?

Treppe mit Kinderwagen

Am besten vermeiden Sie es ganz, den Kinderwagen die Treppe hochzu-
ziehen, etwa indem Sie ihn zu zweit tragen. Denn wenn Sie den Wagen
ungünstig heraufziehen, tun die Stöße weder Ihrem Baby noch Ihnen gut.
Sollte es sich gar nicht vermeiden lassen, dann bitte auf die folgende Weise.

Und so geht's

- Klappen Sie den Lenkbügel des Kin-
  derwagens nach oben.
- Stellen Sie sich in Schrittstellung auf
  die Treppe, Ihr hinteres Bein steht eine
  Stufe erhöht und ist etwas auswärts
  gedreht. Ihre Arme sind lang.
- Nehmen Sie Ihre Schultern zurück,
  Ihre Schulterblätter nähern sich dabei
  an. Machen Sie Ihren Rücken gerade.
- Aktivieren Sie Ihren Beckenboden und
  saugen Sie Ihren Bauchnabel ein, so ist
  Ihre Lendenwirbelsäule stabil und gut
  geschützt.
- Ziehen Sie nun den Kinderwagen herauf auf die nächste Stufe.
- Sind Sie gut zentriert, arbeiten also aus
  dem Bauch und Beckenboden, werden
  Sie den Kinderwagen präzise heraufziehen können, ohne dass der Reifen
  gegen die nächste Stufe stößt. Können
  Sie spüren, wie Ihr aktives Zentrum
  die Bewegung relativ mühelos und
  kontrolliert werden lässt?

Tipp

Suchen Sie noch einen Anker? Wie
wäre es mit: Mein Bauch zieht den
Kinderwagen herauf? Oder ganz
bewusst und kontrolliert?

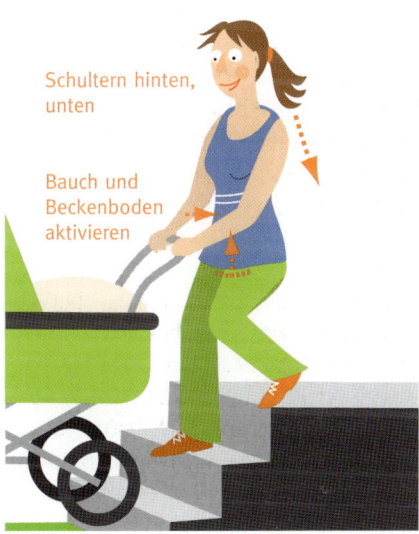

Schultern hinten,
unten

Bauch und
Beckenboden
aktivieren

Einen guten Stand haben

Hier lernen Sie einen rückenfreundlichen und belastbaren Stand kennen, der Ihnen außerdem noch ein selbstbewusstes Gefühl vermittelt. Nutzen Sie diesen Stand, immer wenn Sie etwas halten müssen und solang es angenehm ist. Mit der Zeit wird es immer länger und entspannter gehen.

Und so geht's

- Sie stehen im hüftbreiten Stand, oder ein wenig breiter, mit annähernd parallel ausgerichteten Füßen. Ihre Hüften und Knie sind etwas gebeugt und beweglich. Ihr Körpergewicht ist gleichmäßig auf die Füße verteilt.
- Aktivieren Sie nun die mittlere Schicht Ihres Beckenbodens, indem Sie Ihre Sitzbeinhöcker ein wenig aufeinander zu bewegen. Bauen Sie nur eine leichte Spannung auf. Ihre Gesäß- und Oberschenkelmuskulatur bleibt dabei möglichst locker.
- Jetzt sollte wunderbar zu spüren sein, wie die Muskulatur im ganzen Körper zusammenarbeitet: Eine Art „Gewölbegefühl" entsteht im Becken und den Beinen. Ihr Becken setzt sich ein wenig ab, Ihr unterer Rücken wird lang, Ihr Steißbein sinkt tief. Ihre Fuß- und Beinaußenseiten werden deutlicher spürbar. Ihre Knie zeigen ein wenig mehr nach außen, ohne dass Sie dies bewusst steuern müssten.
- Ihr Schultergürtel entspannt sich und lässt los, Ihr Rücken ist aufrecht, aber beweglich.
- Atmen Sie weiter und lassen Sie nun alle unnötig angespannten Muskeln los, ohne die Beckenbodenaktivität und Aufrichtung zu verlieren.

TIPP
Folgende Merksätze können Ihnen als Anker dienen: königlich, aber wohlwollend. Oder: unten stabil und tragfähig, oben weit und beweglich.

Variante Himmel und Erde

Möchten Sie das Gefühl zu diesem Stand noch intensivieren? Dann hilft Ihnen diese Atemübung:

- Sie atmen aus und lassen Schultergürtel und Steißbein scheinbar bis in die Beine und in den Boden sinken, trotzdem bleiben Sie aufrecht. Alles Schwere sinkt nach unten.
- Sie atmen ein und stellen sich vor, wie Ihre Einatmung bis zu Ihrem Kopf aufsteigt. Ihre Wirbelsäule wird lang, Ihr Kopf leicht. Alles Leichte steigt auf.
- Wiederholen Sie den Ablauf einige Atemzüge. Spüren Sie, wie Ihre Wirbelsäule lang wird und viel Raum für Ihre Atmung entsteht. Sie verbinden Himmel und Erde.

Variante Strohhalm

Sie können das „Gewölbegefühl" noch verstärken, wenn Sie sich vorstellen, Ihre Beine wären Strohhalme, durch die Sie atmen. An der Innenseite Ihrer Beine saugen Sie die Luft ein, an der Außenseite strömt Sie wieder heraus.

Tipp

Fällt es Ihnen schwer, diesen Stand zu finden, oder leiden Sie unter einem verspannten Beckenboden? Dann stellen Sie sich vor, Ihr Steißbein wird lang und schwer und Sie nutzen es als drittes Standbein.

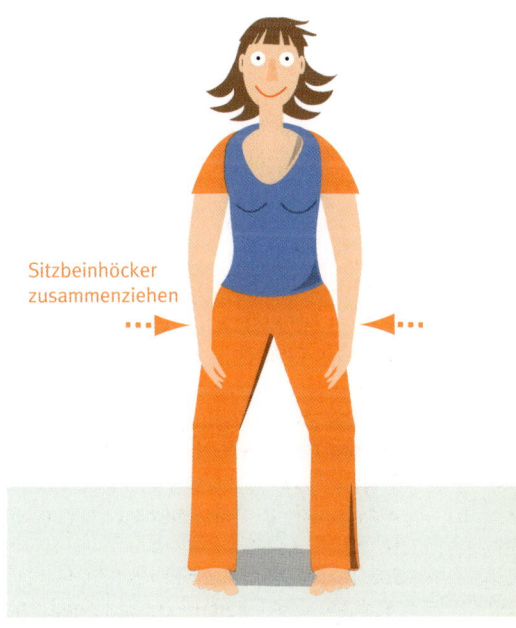

Sitzbeinhöcker zusammenziehen

Mein Baby aufnehmen

Sie nehmen Ihr Baby viele Male am Tag auf. Das kann für den Rücken ganz schön anstrengend werden und im schlimmsten Fall sogar zu einem Bandscheibenvorfall führen. Lassen Sie deshalb lieber Beine und Beckenboden die Arbeit tun. Die können das viel besser.

Und so geht's

- Sie stehen in Schrittstellung, sodass Ihr Baby neben Ihrem vorderen und vor Ihrem hinteren Fuß liegt, und hocken sich auf Ihren hinteren aufgestellten Fuß. Ist Ihnen das zu wackelig, brauchen Sie sich auch nicht auf die Ferse setzen.
- Heben Sie Ihr Baby körpernah an und halten Sie es mit beiden Armen vor Ihrer Brust. Ihre Schultern nehmen Sie etwas zurück.
- Aktivieren Sie nun Ihren Beckenboden und schützen Sie Ihre Wirbelsäule, indem Sie den Bauchnabel einsaugen.
- Stellen Sie sich vor, wie Ihr Beckenboden Sie anhebt, und stehen Sie mit geradem Rücken auf.

Variante Baby geschultert
- Wenn Sie sich sicher mit Ihrem Baby fühlen, sich aber abstützen möchten, damit es nicht so anstrengend ist, können Sie Ihr Baby auch über Ihre Schulter legen – und zwar auf der Seite, wo das Bein vorne ist, und es mit einer Hand stabilisieren. Achten Sie darauf, dass beide Arme Ihres Babys auf Ihrem Rücken sind. Auch jetzt bleibt Ihr Rücken gerade und die Bewegung wird mit einer Beckenbodenaktivierung eingeleitet.

Tipp

Mögliche Anker können hier sein: Po unten, Beckenboden aktiviert. Oder: Mein Beckenboden ist eine Rakete.

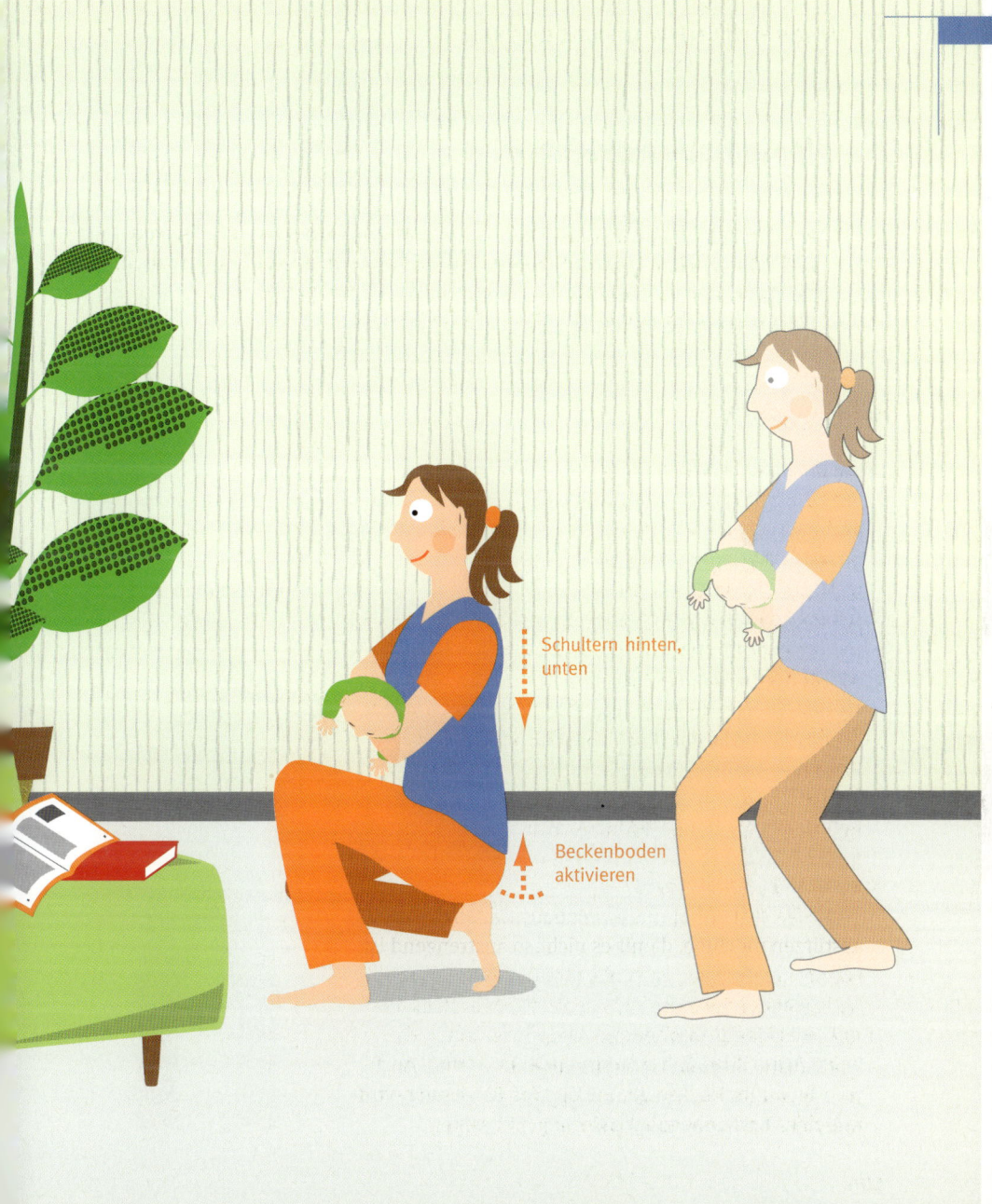

Schultern hinten, unten

Beckenboden aktivieren

Mein Baby halten

Kinder wollen getragen werden, aber auch Ihnen soll es gut dabei gehen. Deshalb schauen wir uns jetzt an, ob Ihr Stand auch belastbar ist. Spüren Sie das Gewicht Ihres Kindes danach mehr in den Beinaußenseiten und Füßen, ist es genau richtig.

Und so geht's

- Sie stehen im hüftbreiten Stand oder etwas breiter, Knie und Hüften sind leicht gebeugt.
- Ihr Baby halten sie waagerecht unter Ihrer Brust, Ihre Schultern nehmen Sie ein wenig zurück. Ihr Rücken ist ganz aufrecht.
- Aktivieren Sie nun Ihre mittlere Beckenbodenschicht, indem Sie Ihre Sitzbeinhöcker einander etwas annähern. Siehe hierzu auch „Einen guten Stand haben" auf Seite 104.
- Nehmen Sie wahr, wie das Gewicht Ihres Kindes über die Schulterblätter in den unteren Rücken sinkt, Ihr Steißbein schwer wird. Hier teilt sich die Belastung auf und zieht über Ihre Pobacken, die Außenseite der Beine entlang bis in die Füße.
- Atmen Sie tief durch und lassen Sie alle unnötig angespannten Muskeln los, ohne die Beckenbodenaktivität und Aufrichtung zu verlieren.

Tipp

Als Anker kann Ihnen hier folgender Merksatz dienen: Mein Baby ruht auf meinem Beingewölbe.

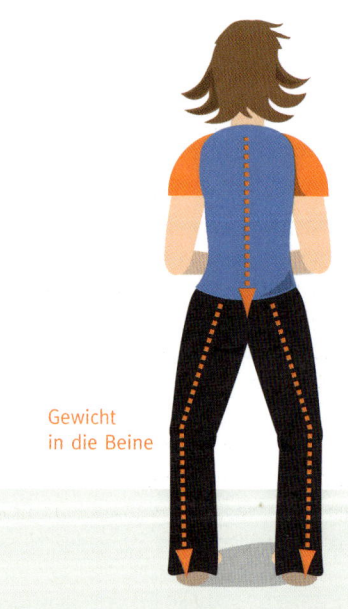

Gewicht in die Beine

Die stille Zeit

Da das Stillen einige Stunden am Tag in Anspruch nimmt, machen Sie es sich am besten bequem und genießen gemeinsam mit Ihrem Baby diese intensive Zeit. Wenn Sie wirklich eintauchen möchten, führen Sie während des Stillens besser keine Beckenbodenübungen durch.

Und so geht's

- Machen Sie es sich schön: zu trinken bereitstellen, ruhige Musik, Telefon abschalten.
- Wenn Sie sitzend stillen, unterlagern Sie gut den Ellenbogen, in dem Ihr Kind liegt, damit Ihr Schultergürtel sich nicht anzustrengen braucht.
- Ihr Rücken kann ruhig eingerundet sein, da so der Milchfluss erleichtert wird und der Kontakt mit Ihrem Baby intensiver ist. Um den Rücken zu entlasten, sind ein Fußbänkchen und ein Kissen für die Rückenlehne hilfreich.
- Nehmen Sie eine bequeme Position ein, bevor Sie Ihr Baby anlegen. Fühlt es sich nicht mehr gut an, wechseln Sie die Stellung.
- Haben Sie eine angenehme Haltung gefunden, lassen Sie mit jeder Ausatmung ein wenig mehr los und genießen Sie diese intensive Verbundenheit mit Ihrem Kind.

TIPP

Stillen Sie möglichst oft liegend. Sollten beim Stillen Schmerzen auftreten, besprechen Sie dies mit Ihrer Hebamme. Mögliche Merksätze: So ist es gut. Oder: Wir sind eins.

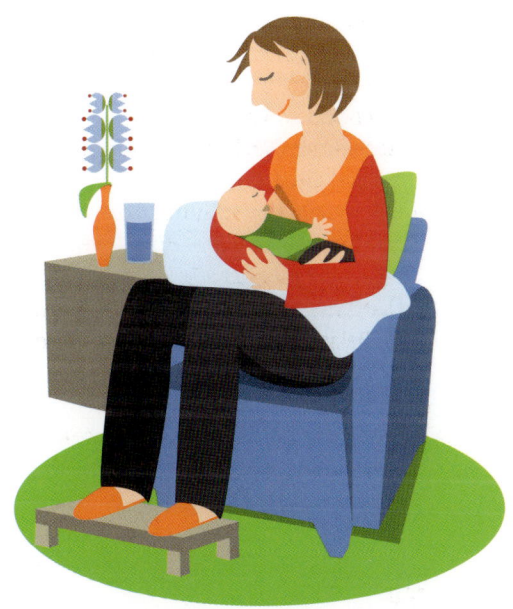

Beschwingt unterwegs

Man sollte meinen, am Kinderwagen gehen kann doch jeder. Aber auch hier können sich günstige oder weniger günstige Bewegungsmuster einschleichen. Und wie Sie sich bewegen, hat nicht nur Einfluss auf Ihren Körper, sondern auch auf Ihr Befinden. Lassen Sie es schwingen!

Und so geht's

- Stellen Sie den Lenkbügel so ein, dass Sie gut aufgerichtet gehen können und sich nicht zum Bügel hinunterbeugen müssen.
- Gehen Sie nah am Wagen und greifen Sie locker den Lenkbügel. Richten Sie sich auf und lassen Sie Ihre Schultern in den Rücken sinken. Ihr Brustkorb wird dabei offen und weit. Ein genüssliches Lächeln hilft dabei.
- Ihr Blick darf sich immer wieder von Ihrem Kind lösen und weit und unfokussiert werden. Können Sie wahrnehmen, welchen Einfluss Ihr Blick auf Ihre Körperhaltung hat?
- Ihre Füße rollen gut ab. Die Betonung liegt auf der Abdruckphase, sodass Ihr Körpergewicht mehr vorn auf dem Fußballen, als auf der Ferse zu spüren ist. Es entsteht ein leichtfüßiges, fröhliches Gehgefühl.

Variante fliegender Teppich

Stellen Sie sich vor, Ihr Beckenboden wäre ein fliegender Teppich. Er trägt Sie, eine arabische Prinzessin, durch Ihr Reich. Sie gleiten wellenförmig auf ihm dahin.

Tipp

Das Bild einer Frau mit Locken, die beim Gehen fröhlich wippen, kann Ihnen hier als Anker dienen.

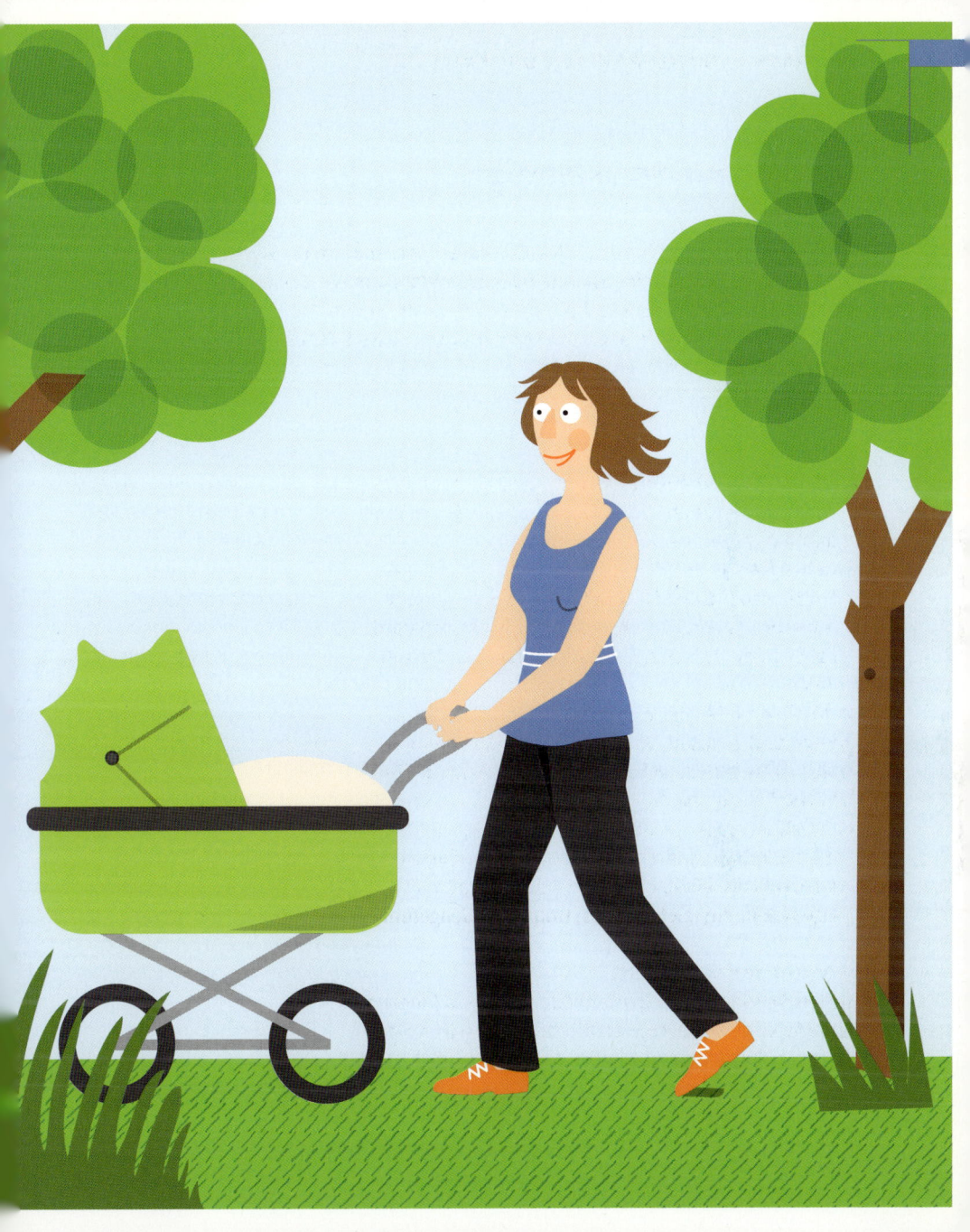

So wird Ihr Alltag leichter

Die meisten Frauen möchten nach dem Wochenbett möglichst schnell wieder so leistungsfähig sein wie vor der Schwangerschaft. Aber bitte bedenken Sie, welchen enormen Belastungen Ihr Körper ausgesetzt war und dass Gelenke und Muskeln noch bis zu drei Monate nach dem Stillen gelockert sind. Vermeiden Sie also, was vermeidbar ist.

Folgende Anregungen können Ihnen dabei helfen:

- Positionieren Sie sich immer möglichst nah an das heran, was Sie anheben möchten, und aktivieren Sie vor der Belastung Ihren Beckenboden.
- Vermeiden Sie es, mit dem Baby aus einem tiefen Sessel oder Sofa aufzustehen.
- Tragen Sie eine Tragetasche oder Autoschale mit Baby nur zu zweit.
- Sie erleichtern sich das Ablegen Ihres Kindes in ein Gitterbett, wenn Sie einen Fuß auf die Matratze stellen.
- Sitzt Ihr Kind auf Ihrer Hüfte, sollten Sie die Hüfte nicht nach vorn oder zur Seite hinausschieben. Das erleichtert es Ihnen zwar, das Gewicht zu halten, führt aber zu unnötigen Belastungen des Rückens und der Hüftgelenke, siehe auch Seite 108 „Mein Baby halten".
- Wenn Ihr Kind bereits selbstständig sitzen kann und Sie an einer Stelle länger zu tun haben, ist es hilfreich, wenn Sie einen Fuß auf einen Stuhl stellen, Ihr Kind auf Ihren Oberschenkel setzen und es mit einem Arm sichern.
- Ein quengelndes Kind muss nicht unbedingt hochgenommen werden. Sie können sich auch zu ihm auf den Boden hocken, und es dort in den Arm nehmen und trösten.
- Sollten Sie Ihr Kind längere Zeit tragen müssen, nutzen Sie eine Tragehilfe, am besten ein Tragetuch.
- Aber auch mit gut sitzender Tragehilfe kann es zu Überforderungen kommen. Hören Sie auf Ihren Körper. Wenn Sie spüren, dass Ihr Rücken sich verspannt, Ihr Beckenboden „durchhängt" oder die Knie schmerzen, legen Sie Ihr Kind besser ab oder nehmen Sie einen Kinderwagen zu Hilfe.
- Entlasten Sie Ihren Schulter-Nacken-Bereich, indem Sie immer mal wieder den Lenkbügel Ihres Kinderwagens von unten oder von der Seite greifen.

Niesen, husten und auf der Toilette

Normalerweise gerät Ihr Beckenboden beim Pressen, Niesen und Husten ordentlich unter Druck, was ihn auf Dauer schwächt. Wenn Sie ein paar Kleinigkeiten beachten, geht es besser und Sie vermeiden darüber hinaus noch unfreiwilligen Harnabgang. Lassen Sie es beim Niesen oder Husten ab jetzt ganz vornehm zugehen. Kommt ein Nies- oder Hustenimpuls, bleiben Sie aufrecht und schauen Sie über Ihre Schulter. Ihr Kopf bleibt erhoben. Und dann unterdrücken Sie den Vorgang nicht, sondern lassen ein herzhaftes „Hatschi" ertönen. Runden Sie Ihren Rücken hingegen beim Niesen oder Husten ein, wird Ihr Beckenboden ganz weit und offen und kann so dem plötzlichen Bauchraumdruck wenig entgegensetzen.

Gerade wenn Sie unter Verstopfung leiden, ist der folgende Tipp ein Segen für Ihren Beckenboden: Setzen Sie sich auf die Toilette, lösen Sie Ihr Kiefergelenk mit einem „Ahh!" und pendeln Sie dann mit aufrechtem Oberkörper im kleinen Winkel vor und zurück. Probieren Sie das eine Weile. Sollte das nicht ausreichend sein, pressen Sie nicht, sondern schieben Sie während des Pendelns lieber. So vermeiden Sie auch Hämorrhoiden.

Und noch eine Alternative zum Pressen: Sitzen Sie gerade und leicht nach hinten gelehnt auf der Toilette. Kippen Sie nun Ihr Becken nach hinten, Ihr unterer Rücken wird dabei rund. Öffnen Sie Ihren Rachen und schieben Sie den Darminhalt nach unten. Dann kippen Sie das Becken wieder nach vorn, Richtung Hohlkreuz und spannen Ihren Beckenboden an. Im stetigen Wechsel: unterer Rücken rund = schieben = Beckenboden locker.

Natürlich sind auch eine gesunde, ballaststoffreiche Ernährung, viel trinken und Bewegung bei Verstopfung wichtig und sinnvoll. Auch die Beckenboden-Basics sind wirksam, da eine starke Beckenbodenmuskulatur den Darm stimuliert.

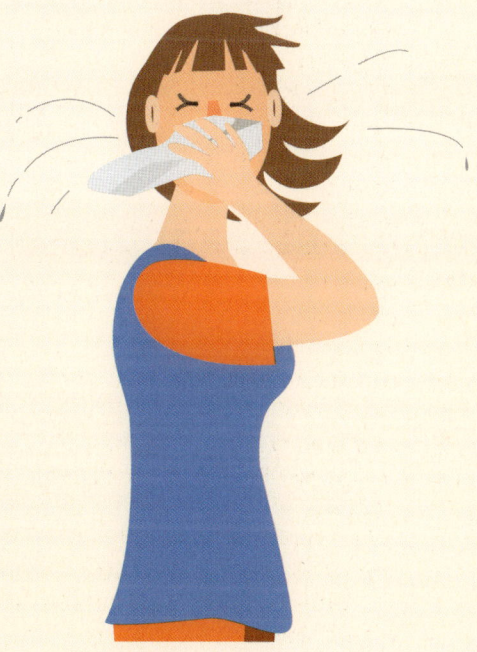

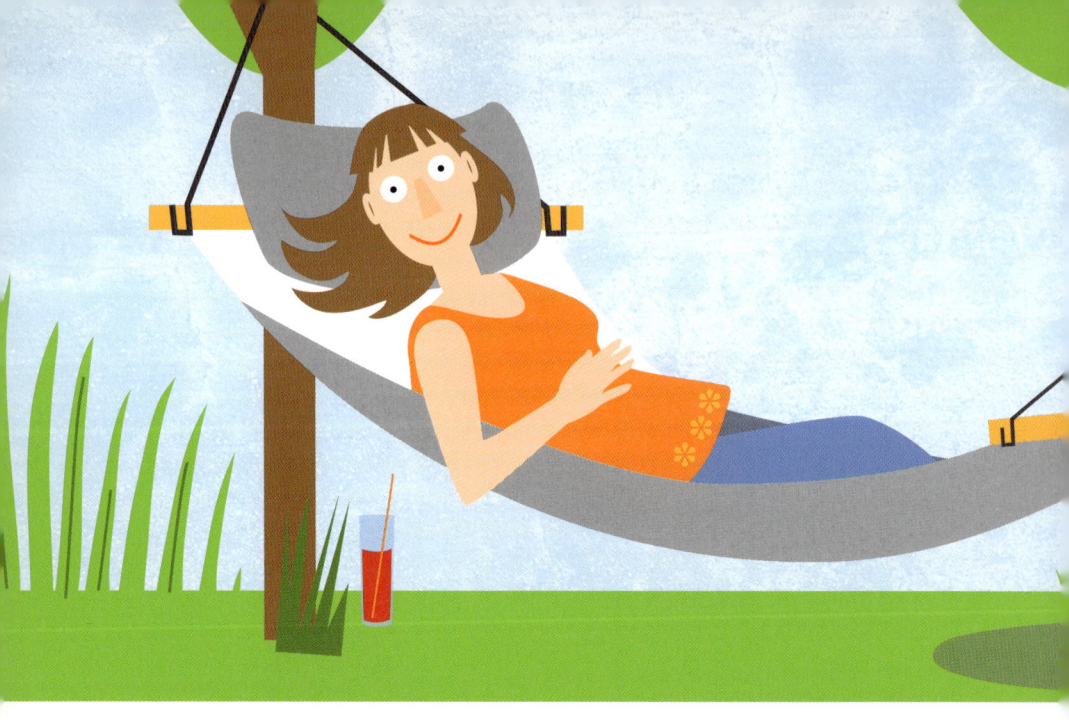

Entspannung und Erfrischung

Zu seiner Kraft zu finden, bedeutet nicht nur, abgeschwächte Muskeln zu trainieren, sondern auch mit sich selbst in Kontakt zu sein. Denn nur so sind wir achtsam für alles Wunderbare und für unsere Bedürfnisse und Grenzen. Wir sind bei dem, was wir tun, und wirklich dran am Leben. Freude und Glück können sich entfalten. Vielleicht haben Sie solche Momente erleben dürfen, in denen es nichts anderes gab als das Einssein mit Ihrem Baby, als Liebe und Dankbarkeit für dieses einmalige Wunder Ihr Herz erfüllten.

Später dann, wenn der Alltag einkehrt und uns in seine Dienste nimmt, geht dieses Offensein für den Augenblick meist verloren. Es gibt so viel zu tun und oft sind wir mit den Gedanken schon bei der nächsten Aufgabe. Oder es tobt um einen herum das Chaos, man ist am Rande seiner Kräfte und verliert so den Kontakt zu sich selbst. Schneller und schneller dreht sich das Karussell. Wie soll man da noch die eigenen Bedürfnisse im Blick haben und zur Ruhe kommen?

Schaffen Sie sich bewusst Räume, in denen Sie entschleunigen können. Bei mir wurden es die täglichen Spaziergänge. Mein Kind schlief und keine unerledigten Hausarbeiten lenkten mich ab. Ich hatte endlich ein wenig Zeit für mich, zum Taiji-Üben und Entspannen. Und auch die Gehmeditation eignet sich für den Spaziergang wunderbar.

Wenn Sie noch nicht so geübt sind, ist es wichtig, möglichst ungestört zu sein, also schalten Sie Ihr Telefon ab. Hilfreich ist es auch, immer wieder den gleichen schönen Ort aufzusuchen. Kennen Sie einen Ort, an dem Sie sich wohl und sicher fühlen?

Ein anderer wesentlicher Aspekt ist, gut in die Übung hineinzukommen. Verlangsamen Sie deshalb vor der eigentlichen Übung schon Ihren Schritt. Versuchen Sie, möglichst wenig an das zu denken, was war oder sein wird, und werden Sie stattdessen offen für das, was gerade ist. Es gibt viel zu entdecken. Gerade bei den Übungen in diesem Kapitel ist eine neugierige und geduldige Haltung sehr hilfreich. Freuen Sie sich auf das, was Sie erleben werden. Aber auch Tage, an denen Sie nicht so gut in die Übung kommen, gehören dazu.

Aber was bewirkt Meditation eigentlich? Nun, wir finden einen Ausgleich zu unserem oftmals turbulenten Leben, können gelassener reagieren und erkennen mit der Zeit, was wirklich wichtig ist für uns. Aber auch eine bessere Konzentrations- und Lernfähigkeit, ein gesünderer Schlaf und weniger stressbedingte Krankheiten sind Wirkungen regelmäßiger Meditation. Und das ist keine Esoterik, ein ganzer Zweig der Neurowissenschaften beschäftigt sich mit diesem Thema. Mittels bildgebender Verfahren konnte festgestellt werden, dass sich durch regelmäßiges Üben sogar die Struktur unseres Gehirns verändert.

Im Anschluss finden Sie aber nicht nur Meditationsübungen, sondern auch kleine Übungen zum Entspannen und Vitalisieren.

Energie schöpfen

Eine vitalisierende Übung aus dem Qigong, die Ihnen neue Energie und Wohlbehagen schenkt. Wenn Sie den äußeren Ablauf verstanden haben, steht das Spüren im Mittelpunkt. Noch intensiver wird es, wenn Sie dabei Ihre Augen schließen.

Und so geht's

- Sie stehen in etwa hüftbreit, mit leicht gebeugten Knien und Hüften.
- Spüren Sie in Ihre Füße hinein, spüren Sie Ihren Kontakt zur Erde. Hier finden Sie Sicherheit.
- Mit der nächsten Einatmung führen Sie nun mit den offenen Händen eine Schöpfbewegung durch. Stellen Sie sich vor, wie Sie aus der Erde frische Energie (oder Licht) schöpfen, und lassen dann Ihre Arme vor Ihrem Körper bis kurz über den Kopf aufsteigen.
- Mit der nächsten Ausatmung stellen Sie sich vor, wie die Energie, vom Kopf beginnend, Ihren Körper neu belebt. Ihre Handflächen führen Sie gleichzeitig langsam, mit ein wenig Abstand, an Kopf, Oberkörper und Oberschenkeln entlang.
- Atmen Sie tief und ruhig weiter. „Mmh!"

Dauer: Schöpfen Sie 3 Mal oder solang es Ihnen gut tut.

Tipp

Können Sie spüren, dass sich auf Höhe Ihrer Handflächen Ihr Körper anders anfühlt? Vielleicht ist es dort etwas kribbelig oder wärmer.

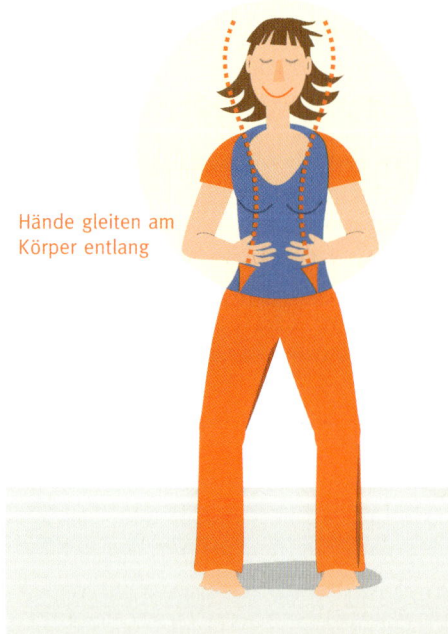

Hände gleiten am Körper entlang

Kleine Übung zum Wachwerden

Unter Müdigkeit und Erschöpfung leiden viele junge Mütter. Mit einer kleinen Massage der Ohrmuscheln werden Sie wieder wach. Denn nach der Traditionellen Chinesischen Medizin verlaufen alle Meridiane auch am Ohr entlang, daher aktiviert eine Ohrmassage Ihren gesamten Körper.

Und so geht's

- Sie stehen aufgerichtet und entspannt.
- Beginnen Sie nun, mit beiden Zeigefingern und Daumen ausgiebig Ihre Ohrmuscheln zu massieren. Mehrmals alle Windungen entlang.
- Atmen Sie tief und genüsslich. Wenn Sie gähnen müssen, tun Sie es.
- Streichen Sie dann mit geöffneten Fingern über Ihre Kopfhaut und ziehen Sie Ihre Haare nach hinten oben.
- Bei Bedarf massieren Sie außerdem mit einer Hand Hals- und Nackenbereich der anderen Seite.
- Zum Abschluss der Übung öffnen Sie weit Ihre Augen und ziehen an Ihren Ohrläppchen.

Dauer: 3 bis 5 Minuten oder solang es wohltuend ist.

Tipp

Wenn Katzen aufwachen, dann dehnen und räkeln Sie sich erst mal genüsslich. Tun Sie das auch. Der Puls steigt und die Muskeln werden wieder geschmeidig. Am besten gleich im Bett, 2 bis 3 Minuten alles durchbewegen.

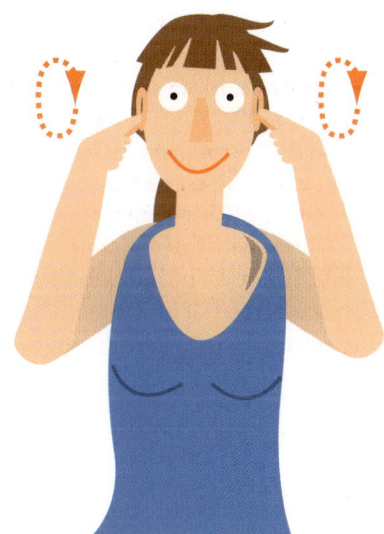

Ohrmuschel massieren

Endlich die Beine hochlegen

Diese Entspannungsübung ermöglicht Ihnen einen intensiven Kontakt mit Ihrem Baby, werden Sie eins mit ihm. Darüber hinaus ist die Stufenlagerung eine geeignete Maßnahme bei akuten Rückenschmerzen, aber auch sonst ist diese Haltung sehr wohltuend.

Und so geht's

- Legen Sie sich auf den Rücken, Ihre Unterschenkel liegen bequem auf einem Stuhl oder einem Therapieball. Wenn nötig, nutzen Sie eine Decke.
- Ihr Kind kann dabei auf Ihrem Bauch liegen.
- Werden Sie sich Ihrer Atmung bewusst und geben Sie beim Ausatmen Gewicht an den Boden ab. Genießen Sie die innige Verbindung zu Ihrem Baby: Beim Einatmen weiten wir uns, beim Ausatmen lassen wir los!
- Schlafen Sie beide ein, ist das nicht schlimm. Ihr Körper holt sich, was er braucht.

Dauer: 5 bis 10 Minuten oder solang es gefällt.

Tipp
Um wieder wach zu werden, strecken Sie sich und massieren dann Ihr Gesicht und Ihre Ohren ein wenig. Abschließend ziehen Sie Ihre Ohrläppchen lang, während Sie die Augen weit öffnen.

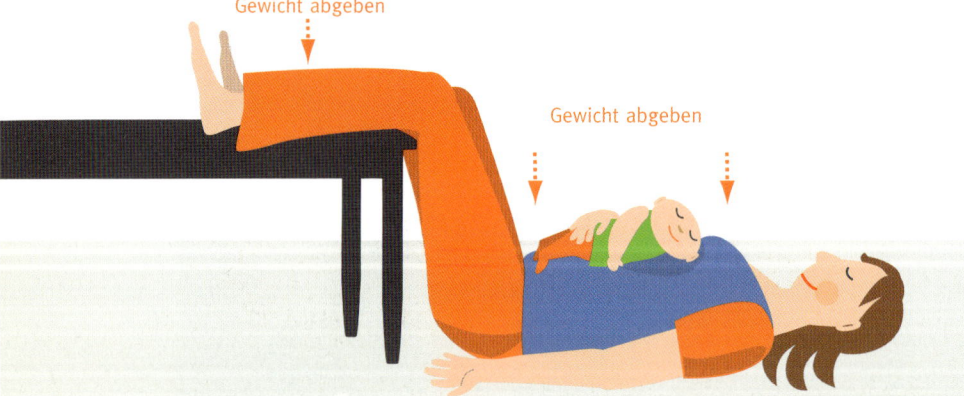

Gewicht abgeben

Gewicht abgeben

Kopfroller

Viel Tragen und Stillen sowie auch Stress haben Einfluss auf die Schulter- und Nackenmuskulatur. So verwundert es nicht, dass viele Mütter unter Verspannungen leiden. Diese Übung hilft Ihnen, diesen Bereich zu erwärmen und zu lösen.

Und so geht's

- Sie liegen auf dem Rücken, Ihre Füße sind auf dem Boden aufgestellt oder auf einem Stuhl abgelegt. Ihre Arme liegen neben Ihrem Rumpf, mit den Handflächen nach oben.
- Wenn es für Sie angenehmer ist, nutzen Sie ein flaches Kissen.
- Strecken Sie Ihren Nacken ein wenig und lassen Sie dann Ihren Kopf schwer und langsam von einer Seite zur anderen rollen. Ihr Kopf bleibt dabei liegen. Geben Sie sein ganzes Gewicht an den Boden ab.
- Lassen Sie mit jeder Ausatmung ein wenig mehr los.

Dauer: Wiederholen Sie den Ablauf 20 Mal oder so lange, wie es Ihnen gut tut.

Tipp

Wissen Sie, wie es geht, und bringt es Sie nicht durcheinander, können Sie die Übung mit Ihrem Atemrhythmus verbinden, so wird sie noch intensiver: Ausatmend bewegt sich Ihre Nase nach unten, einatmend zur Mitte.

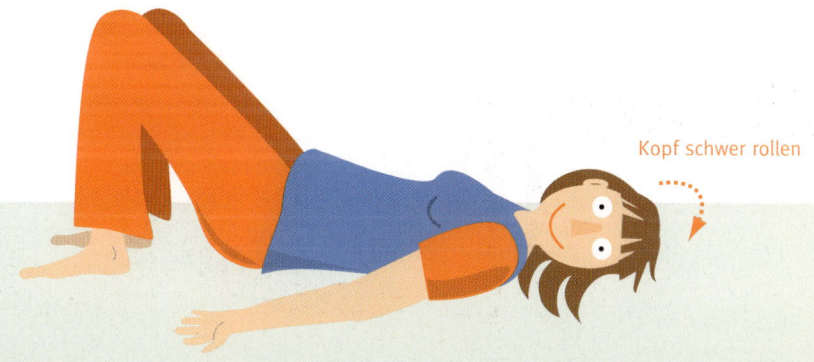

Kopf schwer rollen

Sitzmeditation

Mit dieser heilsamen Meditation haben Sie die Chance, mit sich und allem Wunderbaren in Kontakt zu kommen. Sie kann Ihnen neue Kraft für Ihr aufregendes Leben schenken. Diese Meditation können Sie zu Hause oder an einem ungestörten und schönen Ort unterwegs praktizieren.

Und so geht's

- Setzen Sie sich auf eine Parkbank oder einen Hocker. Ihre Füße stehen hüftbreit oder etwas breiter auf dem Boden. Ihr Oberkörper ist aufgerichtet, aber entspannt, der Nacken lang und die Schultern locker. Ihre Hände liegen auf den Oberschenkeln oder dort, wo es angenehm für Sie ist.
- Senken Sie Ihren Blick.

Sich seiner Atmung bewusst werden
- Richten Sie nun Ihre Aufmerksamkeit auf Ihre Atmung. Nehmen Sie Ihre Atemzüge von Anfang bis Ende wahr. Achtsam sein: Einatmend bin ich mir bewusst, dass ich einatme. Ausatmend bin ich mir bewusst, dass ich ausatme.
- Fällt es Ihnen schwer, Ihr „inneres Radio" zu beruhigen, so denken Sie bei jeder Einatmung ein langes „Ein" und bei jeder Ausatmung ein langes „Aus". Ärgern Sie sich nicht, wenn Ihre Gedanken abschweifen, sondern kehren Sie einfach immer wieder zur Übung zurück. Mit der Zeit werden die Phasen, in denen Sie mit Ihrer Atmung ganz eins sein können, länger werden.

Sich seines Körpers bewusst werden
- Nehmen Sie nun Ihren Körper im Gesamten wahr. Gerade jetzt hat er enorm viel zu leisten, aber selten wertschätzen wir dies wirklich. Achtsam sein: Einatmend bin ich mir meines gesamten Körpers bewusst. Ausatmend umarme ich ihn.

Freude und Glück praktizieren
- Jede Zelle Ihres Körpers kann Anlass für Freude und Glück sein. Anfangs konzentrieren Sie sich am besten auf einen Sinn oder ein Organ, aber natürlich eignen sich auch Ihr Baby, Partnerschaft oder Freunde. Werden Sie sich bewusst, wie der jeweilige Körperteil Ihr Leben bereichert. Wie würde Ihr

Leben aussehen, wenn er nicht seine Arbeit tun würde?

- **Achtsam sein:** Einatmend bin ich mir des Körperteils bewusst. Ausatmend erkenne ich den Reichtum, den es mir schenkt.
- **Abschließend:** Einatmend bin ich mir meines Lebens bewusst. Ausatmend erfreue ich mich meines Lebens.

Dauer: Beginnen Sie mit 5 und erweitern Sie auf 15 Minuten, aber schauen Sie, welcher Zeitraum für Sie tatsächlich wohltuend ist. Sie können auch nur einzelne Elemente praktizieren.

TIPP

Wenn Sie Ihre Augen schließen möchten, setzen Sie sich so hin, dass ein Kinderwagenreifen zwischen Ihren Füßen steht. So können Sie loslassen, ohne ganz die Kontrolle aufzugeben.

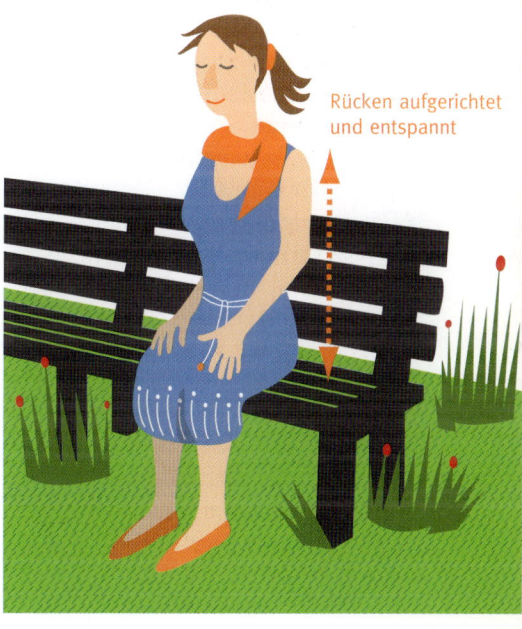

Rücken aufgerichtet und entspannt

Achtsames Gehen

Achtsames Gehen ist Meditation. Doch meist ist unser Gehen eher ein Rennen und wir sind mit unseren Gedanken schon am Ziel. Achtsames Gehen kennt kein Ziel, sondern nur das Gehen an sich, um es zu genießen. Und ist das beim Spazierengehen nicht auch so?

Und so geht's

- Gehen Sie deutlich langsamer, als Sie es gewohnt sind, aufgerichtet und entspannt. Umfassen Sie locker den Lenkbügel. Werden Sie sich Ihrer Atmung bewusst. Ein und aus.
- Finden Sie einen Atem-Schritt-Rhythmus, beispielsweise 2:2, also 2 Schritte pro Einatmung, 2 Schritte pro Ausatmung oder, wenn möglich, besser noch langsamer.
- Hat sich ein Rhythmus eingestellt, genießen Sie das Gehen. Den Kontakt mit Himmel und Erde, das Pulsieren der Atmung, die gleichmäßigen Schritte. Erfreuen Sie sich am gegenwärtigen Augenblick.
- Lächeln Sie. Vielleicht ist das etwas merkwürdig für Sie, aber probieren Sie es einmal. Es verändert Körperhaltung und Stimmung.
- Zum Abschluss atmen Sie 2 bis 3 Mal tief durch und kosten für einen Moment das jetzige Gefühl aus.

Dauer: Beginnen Sie mit 1 Minute und erweitern Sie, wenn das achtsame Gehen Ihnen gefällt, auf 10 Minuten.

Tipp

Wenn Sie mit Ihren Gedanken immer wieder abschweifen, denken Sie bei jeder Einatmung: ein, ein, ein und bei jeder Ausatmung: aus, aus, aus! Oder: eins, zwei, drei. Oder: „angekommen" und „zu Haus".

Sich seiner Schritte bewusst werden
Am besten suchen Sie sich eine Gehstrecke, bei der Sie keine Straßen überqueren müssen, zumindest für den Anfang nicht. Je störungsfreier und langsamer Sie gehen, umso leichter haben Sie es. Von Vorteil ist außerdem, dass das langsame Gehen mit Kinderwagen für Außenstehende nicht befremdlich wirkt.

Tipp

Vielleicht hilft Ihnen auch eines dieser Bilder, besser im jetzigen Augenblick zu verweilen: Stellen Sie sich vor, die Erde bei jeder Berührung zu küssen oder mit jedem Schritt eine Blume erblühen zu lassen.

Wenn wir aufhören zu hasten, können wir ankommen im Hier und Jetzt. Wir können endlich nach Hause kommen und unseren Kindern ein zu Hause sein. Denn nur in der Gegenwart sind wir wirklich im Kontakt mit Ihnen.

Die Sitzmeditation und das achtsame Gehen basieren auf Übungen des vietnamesischen Zen-Meisters Thich Nhat Hanh. Seine Lehren sind einfach, praxisnah und sehr schön. Möchten Sie sich eingehender mit seinen Lehren beschäftigen, sei auf die Literaturliste am Ende des Buches verwiesen.

In „Versöhnung beginnt im Herzen" finden Sie eine ausführlichere Beschreibung zum achtsamen Gehen.

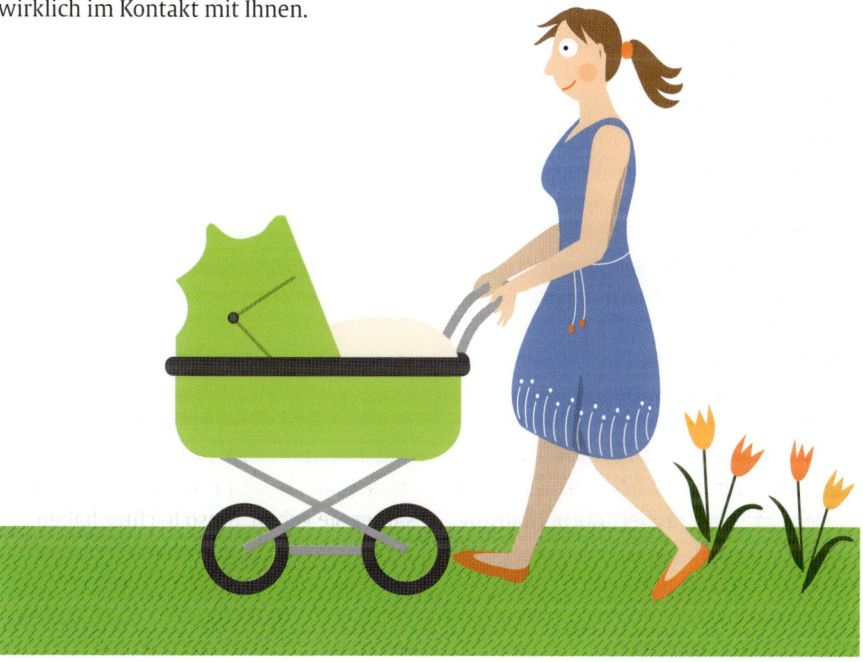

Adressen und Buchtipps

Hier finden Sie Institutionen, Adressen, Internetseiten und Literaturhinweise, die Ihnen bei vielen Fragen rund um das Thema Familie weiterhelfen können.

Familienwegweiser

Der Familienwegweiser des Bundesministeriums für Familie, Senioren, Frauen und Jugend bietet Ihnen umfangreiche Informationen zu Themen wie Betreuung, Beratung und Hilfen, Alleinerziehen, Förderungsmöglichkeiten, Recht etc. www.familien-wegweiser.de

Elternschulen und Co.

Adressen und Angebote der Elternschulen, Eltern-Kind-Zentren, Beratungszentren etc. erhalten Sie unter www.bag-familienbildung.de (Einrichtungen).

pro familia e. V.

Welche finanziellen und sozialen Hilfen Ihnen zustehen, erfahren Sie unter anderem bei pro familia e. V. Sie können sich hier aber auch unkompliziert bei Problemen in der Partnerschaft, Sexualität und Familienplanung persönlich, telefonisch und selbst per E-Mail beraten lassen. Darüber hinaus finden Sie auf der Internetseite von pro familia verschiedene Diskussionsforen: www.profamilia.de

Familienberater

Bei Krisen und Konflikten rund um die Familie stehen Ihnen meist kostenfreie Familienberater zur Verfügung. Einen Beratungsführer mit nach Postleitzahlen sortierten Familienberatern finden Sie bei der Arbeitsgemeinschaft für Jugend- und Eheberatung unter www.dajeb.de

Kontinenz- und Beckenbodenzentren

Bei allen Fragen rund um das Thema Inkontinenz und Erkrankungen des Beckenbodens helfen Ihnen zertifizierte Kontinenz- und Beckenbodenzentren weiter. Kontinenz- und Beckenbodenzentren sind interdisziplinäre Beratungs-, Diagnostik- und Behandlungszentren der Deutschen Kontinenz Gesellschaft. Wo sich ein Zentrum oder ein spezialisierter Arzt in Ihrer Nähe befindet, erfahren Sie unter der Hotline: 01805/23 34 40 oder unter www.kontinenzinfo.com

Selbsthilfegruppen

Auf der Internetseite der Nakos unter *www.nakos.de* sind 300 Einrichtungen gelistet, die Ihnen wiederum Auskünfte über Selbsthilfegruppen in Ihrer Nähe geben können, siehe rote Adressen. Auch bekommen Sie hier Unterstützung, falls Sie eine eigene Gruppe gründen möchten.

Informationen zu Selbsthilfegruppen zum Thema Inkontinenz erhalten Sie bei der Deutschen Kontinenz Gesellschaft, siehe Kontinenz- und Beckenboden-zentren.

Große „Mamaforen" im Internet

www.rund-ums-baby.de
www.eltern.de
www.urbia.de
www.cybermamis.de

Literatur zum Weiterlesen

Baumann, Thomas: **Das Baby-Entwicklungsbuch.** Vom Baby zum Kindergartenkind. Trias Stuttgart 2009.

Thich Nhat Hanh: **Versöhnung beginnt im Her-zen.** Herder, Freiburg im Breisgau, 2005.

Häfelinger, Ulla: **Gymnastik für den Becken-boden.** Meyer & Meyer, Aachen 2009.

Iburg, Anne: **Die besten Breie für Ihr Baby –** Monat für Monat die richtige Kost. Trias, Stuttgart 2010.

Keller, Yvonne/Krucker, Judith/ Seleger, Marita: **Entdeckungsreise zur weiblichen Mitte** – Becken-bodentraining. Bebo Verlag, Zürich 2005.

Kitchenham, Susanne/Bopp, Annette: **Becken-boden-Training.** Trias, Stuttgart 2001.

Krucker, Judith/Seleger, Marita: **Bebo® Training belebt den Alltag.** Bebo Verlag. Zürich 2008.

Liesner, Franziska: **Mein Beckenbodenbuch –** mehr Kraft, erfüllte Sexualität, beweglicher Rücken. Trias, Stuttgart 2008.

Mertens, Wilhelm/Oberlack, Helmut: **Qigong.** GU München 2010.

Sonntag, Kirstin: **Baby erstes Jahr** – 365 Tipps Tag für Tag. Trias, Stuttgart 2008.

Thich Nhat Hanh: **Lächle deinem eigenen Herzen zu.** Herder, Freiburg im Breisgau, 2009.

Thich Nhat Hanh: **Sei liebevoll umarmt – acht-sam leben jeden Tag.** Ein Begleiter für alle Wochen des Jahres. Kösel, München 2009.

Thich Nhat Hanh: **Versöhnung beginnt im Herzen.** Herder, Freiburg im Breisgau, 2005.

Zukunft-Huber, Barbara: **Die ungestörte Entwick-lung Ihres Babys.** Trias, Stuttgart.

Stichwortverzeichnis

Übungsnamen sind **fett** gedruckt

**Bibliografische Information
der Deutschen Nationalbibliothek**
Die Deutsche Nationalbibliothek verzeichnet diese
Publikation in der Deutschen Nationalbibliografie;
detaillierte bibliografische Daten sind im Internet
über http://dnb.d-nb.de abrufbar.

Programmplanung: Sibylle Duelli
Projektplanung: Alke Rockmann
Redaktion: Helga Kronthaler

Umschlaggestaltung und Layout:
CYCLUS · Visuelle Kommunikation, Stuttgart

Zeichnungen: Daniela Sonntag

© 2011 TRIAS Verlag in MVS
Medizinverlage Stuttgart GmbH & Co. KG
Oswald-Hesse-Straße 50, 70469 Stuttgart

Printed in Germany

Satz: : CYCLUS · Media Produktion, Stuttgart
gesetzt in: Adobe Indesign CS4
Druck: AZ Druck und Datentechnik GmbH, Kempten

Gedruckt auf chlorfrei gebleichtem Papier

ISBN 978-3-8304-3703-1   1 2 3 4 5 6

Wichtiger Hinweis: Wie jede Wissenschaft ist die
Medizin ständigen Entwicklungen unterworfen.
Forschung und klinische Erfahrung erweitern unsere
Erkenntnisse, insbesondere was Behandlung und
medikamentöse Therapie anbelangt. Soweit in diesem
Werk eine Dosierung oder eine Applikation erwähnt
wird, darf der Leser zwar darauf vertrauen, dass Auto-
ren, Herausgeber und Verlag große Sorgfalt darauf ver-
wandt haben, dass diese Angabe dem **Wissensstand
bei Fertigstellung des Werkes** entspricht.

Die Ratschläge und Empfehlungen dieses Buches
wurden von Autor und Verlag nach bestem Wissen und
Gewissen erarbeitet und sorgfältig geprüft. Dennoch
kann eine Garantie nicht übernommen werden. Eine
Haftung des Autors, des Verlags oder seiner Beauf-
tragten für Personen-, Sach- oder Vermögensschäden
ist ausgeschlossen.

Geschützte Warennamen (Warenzeichen) werden
nicht besonders kenntlich gemacht. Aus dem Fehlen
eines solchen Hinweises kann also nicht geschlossen
werden, dass es sich um einen freien Warennamen
handelt.

SERVICE

Liebe Leserin, lieber Leser,

hat Ihnen dieses Buch weitergeholfen? Für Anregungen, Kritik, aber auch für Lob
sind wir offen. So können wir in Zukunft noch besser auf Ihre Wünsche eingehen.
Schreiben Sie uns, denn Ihre Meinung zählt!

Ihr TRIAS Verlag
E-Mail-Leserservice: heike.schmid@medizinverlage.de
Lektorat TRIAS Verlag, Postfach 30 05 04, 70445 Stuttgart, Fax: 0711 89 31-748

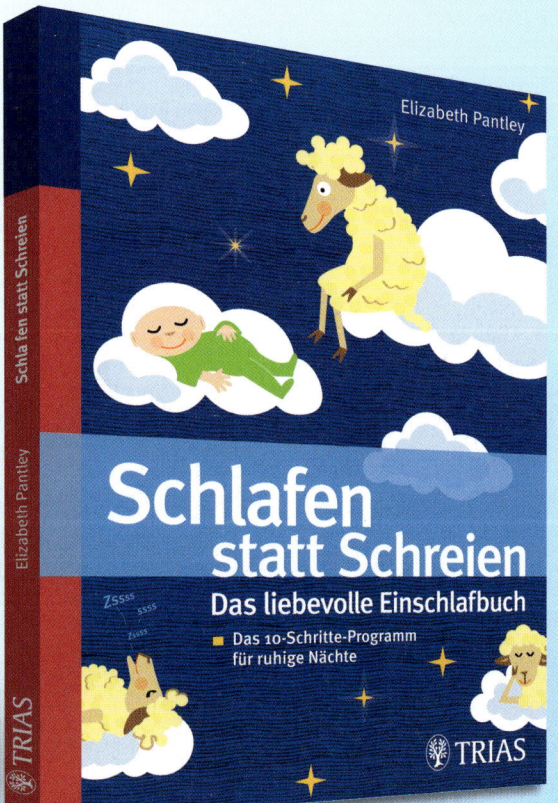
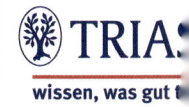